全国医药中等职业教育药学类"十四五"规划教材（第三轮）

供医药卫生类专业使用

医药应用文写作 （第2版）

主　编　孙　晓

副主编　王莎微　许　君

编　者　（以姓氏笔画为序）

王莎微（四川省食品药品学校）

王悦静（辽宁医药化工职业技术学院）

许　君（天津生物工程职业技术学院）

孙　晓（山东药品食品职业学院）

李　莹（佛山市南海区卫生职业技术学校）

李康民（山东药品食品职业学院）

陈新法（潍坊弘景中医药学校）

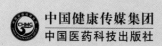

中国健康传媒集团

中国医药科技出版社

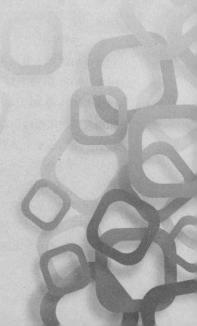

内 容 提 要

本教材是"全国医药中等职业教育药学类'十四五'规划教材（第三轮）"之一，系根据《医药应用文写作》的编写指导思想和原则要求，结合专业培养目标和本课程的教学目标、内容与任务要求编写而成。本教材具有专业针对性强、紧密结合新时代行业要求和社会用人需求、与职业技能鉴定相对接等特点，主要内容包括：写作的基本知识、各类公文的写作，事务文书、信息文体、会议讲话类文体、财经文体、法律文书、礼仪演讲文书、求职竞聘文书、药品说明书的写作等。

本教材为书网融合教材，即纸质教材有机融合电子教材、教学配套资源（PPT、微课、视频等）、题库系统、数字化教学服务（在线教学、在线作业、在线考试），使教学资源更加多样化、立体化。

本教材供全国医药中等职业院校医药卫生类专业师生使用，也可供医药卫生行业从业人员培训使用。

图书在版编目（CIP）数据

医药应用文写作／孙晓主编．—2 版．—北京：中国医药科技出版社，2020.12

全国医药中等职业教育药学类"十四五"规划教材．第三轮

ISBN 978 - 7 - 5214 - 2172 - 9

Ⅰ．①医…　Ⅱ．①孙…　Ⅲ．①医药学 – 应用文 – 写作 – 中等专业学校 – 教材

Ⅳ．①R – 43

中国版本图书馆 CIP 数据核字（2020）第 236037 号

美术编辑　陈君杞
版式设计　友全图文

出版　**中国健康传媒集团** | 中国医药科技出版社
地址　北京市海淀区文慧园北路甲 22 号
邮编　100082
电话　发行：010 - 62227427　邮购：010 - 62236938
网址　www. cmstp. com
规格　787mm × 1092mm $\frac{1}{16}$
印张　12 $\frac{3}{4}$
字数　270 千字
初版　2011 年 5 月第 1 版
版次　2020 年 12 月第 2 版
印次　2021 年 10 月第 2 次印刷
印刷　三河市航远印刷有限公司
经销　全国各地新华书店
书号　ISBN 978 - 7 - 5214 - 2172 - 9
定价　**39.00 元**

获取新书信息、投稿、为图书纠错，请扫码联系我们。

出版说明

2011 年，中国医药科技出版社根据教育部《中等职业教育改革创新行动计划（2010—2012 年）》精神，组织编写出版了"全国医药中等职业教育药学类专业规划教材"；2016 年，根据教育部 2014 年颁发的《中等职业学校专业教学标准（试行）》等文件精神，修订出版了第二轮规划教材"全国医药中等职业教育药学类'十三五'规划教材"，受到广大医药卫生类中等职业院校师生的欢迎。为了进一步提升教材质量，紧跟职教改革形势，根据教育部颁发的《国家职业教育改革实施方案》（国发〔2019〕4 号）、《中等职业学校专业教学标准（试行）》（教职成厅函〔2014〕48 号）精神，中国医药科技出版社有限公司经过广泛征求各有关院校及专家的意见，于 2020 年 3 月正式启动了第三轮教材的编写工作。在教育部、国家药品监督管理局的领导和指导下，在本套教材建设指导委员会专家的指导和顶层设计下，中国医药科技出版社有限公司组织全国 60 余所院校 300 余名教学经验丰富的专家、教师精心编撰了"全国医药中等职业教育药学类'十四五'规划教材（第三轮）"，该套教材付梓出版。

本套教材共计 42 种，全部配套"医药大学堂"在线学习平台。主要供全国医药卫生中等职业院校药学类专业教学使用，也可供医药卫生行业从业人员继续教育和培训使用。

本套教材定位清晰，特点鲜明，主要体现如下几个方面。

1. 立足教改，适应发展

为了适应职业教育教学改革需要，教材注重以真实生产项目、典型工作任务为载体组织教学单元。遵循职业教育规律和技术技能型人才成长规律，体现中职药学人才培养的特点，着力提高药学类专业学生的实践操作能力。以学生的全面素质培养和产业对人才的要求为教学目标，按职业教育"需求驱动"型课程建构的过程，进行任务分析。坚持理论知识"必需、够用"为度。强调教材的针对性、实用性、条理性和先进性，既注重对学生基本技能的培养，又适当拓展知识面，实现职业教育与终身学习的对接，为学生后续发展奠定必要的基础。

2. 强化技能，对接岗位

教材要体现中等职业教育的属性，使学生掌握一定的技能以适应岗位的需要，具有一定的理论知识基础和可持续发展的能力。理论知识把握有度，既要给学生学习和掌握技能奠定必要的、足够的理论基础，也不要过分强调理论知识的系统性和完整性；

注重技能结合理论知识，建设理论－实践一体化教材。

3. 优化模块，易教易学

设计生动、活泼的教学模块，在保持教材主体框架的基础上，通过模块设计增加教材的信息量和可读性、趣味性。例如通过引入实际案例以及岗位情景模拟，使教材内容更贴近岗位，让学生了解实际岗位的知识与技能要求，做到学以致用；"请你想一想"模块，便于师生教学的互动；"你知道吗"模块适当介绍新技术、新设备以及科技发展新趋势、行业职业资格考试与现代职业发展相关知识，为学生后续发展奠定必要的基础。

4. 产教融合，优化团队

现代职业教育倡导职业性、实践性和开放性，职业教育必须校企合作、工学结合、学作融合。专业技能课教材，鼓励吸纳 1 ~ 2 位具有丰富实践经验的企业人员参与编写，确保工作岗位上的先进技术和实际应用融入教材内容，更加体现职业教育的职业性、实践性和开放性。

5. 多媒融合，数字增值

为适应现代化教学模式需要，本套教材搭载"医药大学堂"在线学习平台，配套以纸质教材为基础的多样化数字教学资源（如课程 PPT、习题库、微课等），使教材内容更加生动化、形象化、立体化。此外，平台尚有数据分析、教学诊断等功能，可为教学研究与管理提供技术和数据支撑。

编写出版本套高质量教材，得到了全国各相关院校领导与编者的大力支持，在此一并表示衷心感谢。出版发行本套教材，希望得到广大师生的欢迎，并在教学中积极使用和提出宝贵意见，以便修订完善，共同打造精品教材，为促进我国中等职业教育医药类专业教学改革和人才培养作出积极贡献。

全国医药中等职业教育药学类"十四五"规划教材(第三轮)

建设指导委员会名单

苏兰宜	江西省医药学校	杨永庆	天水市卫生学校
李　芳	珠海市卫生学校	李应军	四川省食品药品学校
李桂兰	江西省医药学校	李桂荣	山东药品食品职业学院
李承苹	四川省食品药品学校	何　红	江西省医药学校
张　玲	山东药品食品职业学院	张一帆	山东药品食品职业学院
张小明	四川省食品药品学校	陈　静	江西省医药学校
林　勇	江西省医药学校	林　楠	上海市医药学校
欧阳小青	广东省食品药品职业技术学校	欧绍淑	广东省湛江卫生学校
尚金燕	山东药品食品职业学院	罗　翀	湖南食品药品职业学院
罗玲英	江西省医药学校	周　容	四川省食品药品学校
郑小吉	广东省江门中医药学校	柯宇新	广东省食品药品职业技术学校
赵　磊	四川省食品药品学校	赵珍东	广东省食品药品职业技术学校
秦胜红	四川省食品药品学校	贾效彬	亳州中药科技学校
夏玉玲	四川省食品药品学校	高　娟	山东药品食品职业学院
高丽丽	江西省医药学校	郭常文	四川省食品药品学校
黄　瀚	湖南食品药品职业学院	常光萍	上海市医药学校
崔　艳	上海市医药学校	董树裔	上海市医药学校
鲍　娜	湖南食品药品职业学院		

全国医药中等职业教育药学类"十四五"规划教材（第三轮）

○ 评审委员会名单 ○

数字化教材编委会

主　编　孙　晓

副主编　王莎微　许　君

编　者　(以姓氏笔画为序)

王莎微 (四川省食品药品学校)

王悦静 (辽宁医药化工职业技术学院)

许　君 (天津生物工程职业技术学院)

孙　晓 (山东药品食品职业学院)

李　莹 (佛山市南海区卫生职业技术学校)

李康民 (山东药品食品职业学院)

陈新法 (潍坊弘景中医药学校)

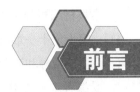

近年来，随着我国社会主义市场经济的快速发展，社会对高素质技能技术人才一直保持较旺盛的需求，对技能人才的人际交流能力、市场拓展能力、业务管理能力等均提出了非常高的要求。要具备上述能力，应用写作水平是必不可少的要素之一。

为适应高素质技能技术人才培养的需求，各职业院校均高度重视应用写作类教材的研究，出版了许多高质量的教材。但这些教材普遍存在一个比较明显的弱点，就是编者多为没有任何企业工作及文秘工作经验的高校教师，对企业及行政事业单位应用文的写作不了解、不熟悉，难以提供准确到位的应用写作能力提升指导。特别是受教师个人生活阅历及学习背景的影响，部分教师不重视对行业发展情况和企业应用文写作需求的把握，不能教授给学生所需要的知识和技能，因而降低了应用写作的时代性和专业性。

本教材的主要编者有长期企业文秘和行政管理、学校文秘和行政管理工作经验，其他编者也有丰富的教学经验，针对上述应用文教学及教材编写中存在的问题进行了认真修订，教材比较适应当前职业院校专业教学之需。特别是教材从医药行业角度入手，选取医药行政、事业、企业近年来在生产及管理中真实使用的例文，医药行业特色显著，针对性较强。

本教材适当加大了计划、个人总结、述职报告、调查报告、消息、简报、会议讲话类文体、财经文体、广义法律文书、礼仪演讲文书、求职竞聘文书等学生现在常用、毕业后马上就会用到的文体的写作知识介绍，希望在学生职业成长方面发挥更积极的促进作用。

本教材为书网融合教材，即纸质教材有机融合电子教材、教学配套资源（PPT、微课、视频等）、题库系统、数字化教学服务（在线教学、在线作业、在线考试），使教学资源更加多样化、立体化。

本教材详述了 40 余种常见应用文文体的概念、特点、作用和写法，并附有例文供读者参考。本教材可作为中等职业教育医药卫生类专业教材，也可作为从事文字工作人员的参考书。

　　本教材编写分工如下：第三、四、五、六章由孙晓编写，第七、八、九章由王莎微编写，第十、十一章由许君编写，第十二、十三章由李康民编写，第二章由陈新法编写，第一章由王悦静和李莹共同编写，第十四章由李莹编写，第十五章由王悦静编写。

　　受编者水平所限，书中疏漏之处在所难免，请广大读者批评指正，以便修订时进一步完善。

编　者
2020 年 10 月

目录

1. 掌握写作的两种表现形式及写好文章的方法。

2. 熟悉写作的概念、本质与特点。

1. 掌握应用写作的特点。

2. 熟悉应用类文章与文学类文章的文体特点。

1. 掌握公文的概念、类别、格式及写作基本要求。

2. 熟悉公文的作用、行文方式与规则。

1. 掌握报请性公文的概念、特点、类别及写作基本要求。

2. 熟悉撰写报请性公文应注意的问题。

1. 掌握知照性公文的概念、特点、类别及写作基本要求。

- 2. 熟悉撰写知照性公文应注意的问题。

- 1. 掌握批复、函及纪要的概念、特点、类别及写作基本要求。
- 2. 熟悉撰写批复、函及纪要应注意的问题。

- 1. 掌握事务文书的概念、特点、类别及写作基本要求。
- 2. 熟悉撰写事务文书应注意的问题。

- 1. 掌握信息文体的概念、特点、类别、结构和写法。
- 2. 熟悉信息文体的写作基本要求。

- 1. 掌握会议讲话类文体的概念、特点、作用、结构、内容及写作基本要求。
- 2. 熟悉撰写大会工作报告应注意的问题。

- 1. 掌握财经文体的概念、特点、类别及写作基本要求。
- 2. 熟悉订立经济合同、招投标书的程序和合同的主要内容。

- 1. 掌握法律文书的概念、特点及作用。
- 2. 熟悉法律文书的类别及写作基本要求。

- 1. 掌握礼仪演讲文书的概念、特点、类别及写作基本要求。
- 2. 熟悉撰写礼仪演讲文书应注意的问题。

1. 掌握求职竞聘文书的概念、特点、类别及写作基本要求。
2. 熟悉撰写求职竞聘文书应注意的问题。

1. 掌握海报、启事、证明信、介绍信和请假条、便条、借条的概念、特点、类别。
2. 熟悉撰写海报、启事、证明信、介绍信和请假条、便条、借条的写作基本要求。

1. 掌握药品说明书的书写格式和具体内容。
2. 熟悉药品说明书的作用。

▶▶ 第一章 写作的基本知识

PPT

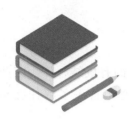

学习目标

知识要求

1. **掌握** 写作的两种表现形式及写好文章的方法。
2. **熟悉** 写作的概念、本质与特点。
3. **了解** 写作的作用与意义。

能力要求

1. 能够认识和理解写作的基本常识。
2. 学会运用提高写作水平的方法，努力提高写作能力。

实例分析

实例

求职信

尊敬的医院领导：

　　您好！

　　首先，真诚感谢您在百忙之中亲自审阅我的求职资料。

　　我是××职业技术学院临床医学专业的一名应届毕业生。步入医学殿堂，掌握解除广大人民疾病痛苦的高超医学技能一直是我的最高理想。经过在校期间的努力学习，我已经具备了扎实的医学基础知识、熟练的操作技术、良好的沟通能力及较强的自学提高能力，我有信心能够很快胜任临床相关工作。为此，特向贵院毛遂自荐。

　　我出生在农村，农村生活铸就了我淳朴、诚实、善良的性格，培养了我不怕困难、不服输的奋斗精神。我的曾祖父和父亲都是医生，从小的耳濡目染，让我立志也要做一名救死扶伤的白衣天使。

　　健康所系、性命相托。当我步入神圣的医学学府的那一刻，我曾庄严宣誓。当初的誓言，仍然不时回响在我的耳畔，时刻鞭策着我在医学的道路上不断前行。在校期间的理论学习和临床实践，形成了我严谨的学习态度、严密的思维方式，使我具备了较丰富的临床经验。这些都为我今后做好工作奠定了坚实的基础。

　　在认真学习实践的同时，我注重自身品德和素质的提高，在思想上积极要求进步；我不畏艰辛、有责任感、有强烈的集体荣誉感及团队合作精神。我相信这些都会为我今后妥善处理工作生活中遇到的各类问题奠定基础。

　　愿借您的伯乐慧眼，开始我的千里之行。愿贵院给我一次施展才能的机会，我会以实际行动和一颗热爱医学事业的心来证明自己的能力。

最后祝贵院事业蒸蒸日上。

此致

敬礼

求职人：××

××年××月××日

问题   1. 上文是文学类文章还是应用类文章？

2. 它有什么特定的作用？

应用文写作是应用文写作中通用文书写作和专业文书写作的有机结合体。医药应用文写作是兼具实用性和操作性的一门学科，学习之前，必须首先了解什么是写作。

一、写作的概念

写作是运用语言文字反映客观事物、表达思想感情、传递知识信息的创造性脑力劳动，是人们在工作、学习和生活中与他人沟通、交流、分享信息的一种重要方式。

写作以语言文字为媒介，是人类的一种信息记录与传播方式。可以表达思想、传递情感，可以加工信息和传递知识。是人类精神生活与实践活动的重要组成部分。

请你想一想

写作对于人类来说有什么意义？在日常生活、工作过程中，什么情况下需要使用应用文？

作为一个完整的系统过程，写作活动大致可分为"采集－构思－表述"三个阶段。与作家的自由写作、职业人群的专业写作不同，语文课程意义的写作，是学生在教师指导下，按照特定要求用书面语言创造文本，以发展和提高自身写作能力的学习活动。

二、写作的本质与特点

（一）写作的本质

（1）写作是人类的一种特殊的、有目的的社会活动，是为了满足人类参加社会活动和学习社会知识的需要而产生的。

（2）写作是客观事物作用于作者的主观意识而产生的，是一种有目的的文字表现形式，是人类运用书面语言来表达思想和情感的活动。

（3）写作是一种反映主客观世界的创造性思维活动，是运用以文字为主的推理符号来传播信息、交流思想的社会活动，与动物之间的简单信息交流不同，也具有不同于人类其他交流方式的特点。

（二）写作的特点

从浅层次看，写作是一种表情达意、交流信息的行为；从深层次看，写作实质上是一种生命存在的形式和途径，是以文字的形式展现人类对客观世界、对人类社会以及个体自身的认识和体悟的一种载体和方式。写作活动具有如下特点。

1. 鲜明的目的性　写作是人类对社会生活、主观思想以及客观事物和现象的有选择、有取舍的反映。写作的具体产物——文章，其反映的内容必须经过作者的筛选和改造，因而带有作者鲜明的主观色彩。即使是纯文学性的文章，也具有表情达意，抒发对人生和世界的体悟、观点、看法等目的。

2. 明显的综合性　文章不仅仅是作者写作技巧的产物，更是作者思想水平、生活阅历、胸襟人品、知识储备、才情禀赋、文字修养等各方面水平的综合反映；文章所产生的效果因此也具有复杂多样性。

3. 密切的信息相关性　写作的全过程与信息的处理密切相关，它包含了收集、加工、输出等信息处理的整个流程和所有环节。写作活动大体包括信息采集、立意构思、文字表述三个阶段，具体又分为采集、立意、谋篇、用语、修改等五个环节。写作的每个阶段和环节都有自身的特点、规律和要求，符合写作规律和要求的文章才是好文章，反之则是差文章。

4. 持续的创新性　写作作为一种复杂的脑力劳动过程，充分体现了人类的持续创新性等鲜明特点。写作的创新性不仅体现在文学创作领域，也广泛存在于应用写作领域，而且这种创新是持续不断的，伴随着人类的发展与进步而呈现出多样性的特点。面对同样的场景、类似的写作目的，不同的作家所写出的文章，往往会呈现为不同的文章类别，而正是这种不同，又反过来推动了写作活动的进步。

5. 典型的实践性　写作实践，是指写作者对客观事物的深刻认识了解、思考分析、孕育制作成文这一行为所有环节的活动。如果没有作者写作前对客观事物的观察、分析、调查、了解这一系列有关的实践活动，动手写作就无法进行。对事物的分析了解，既是社会实践活动，也是写作实践活动。

三、写作的作用

写作的作用有很多，比如可以保存史实，延续记忆，展示思维过程和结果，非当面、非即时传播信息，展示书面语言美等。比较常见的作用如下。

（一）表达感情

人类属于感情动物，当面对丰富多彩的客观世界时，往往会产生诸多新奇或疑惑的情感；当面对社会的急剧变幻和巨大冲击时，往往会有所触动；当面对人世间的纷纭复杂和坎坷磨砺时，常会有感而发。这时，文章便会应运而生，成为人们表情达意的一种重要工具。

（二）交流思想

人们在现实生活中经常会遇到一些思想和认识上的差异和冲突，从而影响工作的进展和人际关系的和谐。针对工作与生活中出现的这些问题，人们可以利用写作活动，将自己的观点和认识通过文字表达出来，以相应种类的文章来表明自己的态度，加强相互之间的沟通，以便最终达成谅解、达成共识、解决争端。

（三）传递信息

人际交往及公共管理的实质是一种信息的传递与交流活动。这些信息包括有用的知识、传承的历史故事、抒发的情感，通过写作活动，使需要传递的信息附着于文章之上，可以在单位与单位之间、单位与个人之间、个人与个人之间架起沟通与联系的桥梁、纽带，以便安排工作，加强管理，提升效率，营造和谐的社会环境。

（四）处理问题

人类社会是在不断解决困难和问题的过程中前进的。人类在探索自然规律、研究和总结社会本质、分析人类自身存在的问题时，必须借助于一定的媒介来实现。

在当前社会各领域变化日趋复杂、人际交往日趋紧密、人们面临的挑战日益增加的情况下，每位即将步入社会的青年都应具备较高的写作能力，才能从容应对日常工作生活中的诸多问题。

（五）提高素养

写作关系到全民族文化素质和综合国力的提高。我国是一个有 14 亿人口的大国，但由于历史的原因，仍有部分文盲和半文盲。一个民族文化水平低，读、写水平不高，是难以进入经济高度发展的文明社会的，也难以立足于世界民族之林。

四、写作的表现形式 📱微课

写作，作为一种富有创造性的脑力劳动过程，不仅仅存在于文学创作领域，还广泛存在于应用写作领域（包括公文写作、经济写作、广告写作、军事写作、法律写作、科技写作等）。

就当下而言，学科意义上的"写作"概念已越来越多地指向应用写作这一遍及社会生活各个角落的实践活动。如美国未来学家约翰·奈斯比特在其著作《大趋势》中曾断言："在这个文字愈来愈密集的社会，我们比以往任何时候都更需要读写技巧。"这里的"写"主要是指应用写作而非文学创作。

无论是应用写作还是文学创作，都要以某种载体形式表现出来，而且应用写作和文学创作按照不同的标准分别表现为不同的种类。

（一）写作的载体形式——文章

文章是人类运用书面语言反映客观事物，表达思想、观念和感情，传递各种信息（或描绘各种现象），并按照一定的标准或规范所形成的文字作品。

1. 内容特点 文章是社会生活、客观事物及人的思想、观念、感情的反映。

2. 形式特点 文章反映生活的手段是书面语言，它遵循一定规范和体式，不同于口头表达。

中国最早的应用文见于三千五百多年前商代的甲骨文"卜辞"。

殷人占卜，常将占卜人姓名、占卜所问之事及占卜结果等刻在所用龟甲或兽骨上，间或刻有少量与占卜有关的记事，这类纪录文字通称为卜辞。

（二）文章的类别

按照不同的标准，文章可以划分出特点鲜明的不同类别。

如按照实用性及艺术性、审美性的强弱，文章可以分为应用类和文学类两种。其中应用性比较强的文章属于应用类，艺术性、审美性更强的则是文学类。

而文学类文章主要包括诗歌、散文、小说、戏剧及一些交叉类文体，如报告文学等。应用类文章主要包括国家机关公文、事务文书、新闻通讯、司法文书、财经文书、科技论文、日常交往及礼仪类文书等。

应用文是人们在生活、学习、工作中为处理实际事务，经常使用的具有交际等作用的、约定成俗的惯用格式文体，如公文、书信、契约等，具有实用性的特点。学习者可从以下几个方面把握其本质特征。

1. 写作目的明确　应用文是为实现特定目的服务的，因此其写作动因与目的十分明确。

2. 语言表达规范　应用文主要使用规范的现代汉语，适当采用一些古代汉语词汇，文章的语言庄重、简洁、严密，这一点和文学作品形成了鲜明的对比。

3. 格式体例稳定　大多数应用文有稳定的通用格式和体例，这体现了其规范性和严肃性，撰写者在拟文时必须遵守格式体例的要求。

4. 时间要素明确　应用文所针对的事务一般是在特定时期内存在的，因此执行时间、有效期和成文日期等时间要素非常明确。

综上所述，可以这样定义应用文：应用文是各类企事业单位、机关团体和个人在工作、学习和日常生活等社会活动中，用以处理各种公私事务、传递交流信息、解决实际问题所使用的，具有实用价值、格式规范、语言简约的多种文体的统称。

五、如何写好文章

要写好文章，首先必须明确学习写作的意义。

（一）学习写作的重要意义

1. 文章是人们参加社会活动和拓展社会生活领域必不可少的工具　文章除了满足人们社会生活交往的作用外，还具有重要的认识作用、教育作用、审美作用。只有学好写作，才能充分发挥文章的上述作用。

2. 写作是个人能力的一种重要体现　写作，能使个人能力得到充分的发挥和体现。写作在某种意义上好比是个人能力发挥的"催化剂"，它会使个人在工作、生活、学习中像"万金油"一般挥洒自如。对职业院校学生来讲，写作能力尤其重要，它是技能人才在思想、知识、技能、干劲、智力、体质之外获得竞争优势的重要着力点。具体表现如下。

（1）写作可以疏解情绪　写作和说话一样，可以沉淀内心抑制不住的正面情绪，宣泄内心积累的负面情绪。当文字在纸面上流淌，你的快乐幸福正在积累，你紧绷的神经也正在慢慢变得松弛起来。

（2）写作可以提升自信　经过一段时间的写作以后，你会写得越来越清晰，越来越顺畅，会时不时地运用一些技巧和方法。如果你把自己写的东西拿给别人看，说不定还会得到一番夸赞。而这，对于提升自信大有裨益。说白了，写作是一门艺术，需要时间打磨，需要耐心锤炼。它的完善，是一个人综合能力的反映。当你的本事抵达了一定高度，自然会给自己带来更多的信心。

（3）写作可以拓展思维　写作的过程，一定伴随着思考。你写得越清晰，说明思考越细致。而写作过程越持久，一个人的思考也就越深入。用写作的方式锤炼思考力，是一种比较常见的做法。

请你想一想

　写作对医药卫生人员有哪些重要作用？

（4）写作可以优化表达　写作本身是一种表达方式，只不过比口头表达要更间接、更委婉。但这样也恰好给自己留足了时间，可以对写下的东西反复锤炼，不断删改。而这个过程，可以让你的表达更直接，也更有力量。表达能力是一种越来越被看重的职场能力。简洁有效的表达，可以让沟通变得更顺畅、更高效，让团队协作更富有活力。而书面表达，是仅次于口头表达的重要方式。写作能力的提高，可以对口头表达能力的提高形成有益的补充。

（二）开设写作课的主要目的

1. 传授写作理论和知识　包括写作主体的素养，如思想素养、文化素养、情感素养、审美素养等的相关要求及获得。

2. 培养写作能力　包括写作主体的能力，如观察能力、感受能力、审美能力、思维能力、想象和联想能力等的培养与训练；具体写作中的构思能力、立意能力、选材剪裁能力、谋篇能力、表达能力、修改能力及文体写作的培养及训练等。

3. 明确提高写作水平的阶段及重点　以技能人才学习应用写作为例，它可以划分为三个阶段，具体的文种如下。

（1）"学校学习及锻炼期"　要熟练掌握校园新闻通讯、假期社会调查报告、求职应聘书信等的写作要求。

（2）"企业实践及磨砺期"　要熟练掌握常用公文、工作总结及计划、个人述职报告、竞聘书、贺词、开幕词、史志年鉴类文书等的写作要求。

（3）"创新创业及能力拓展期"　要熟练掌握启事、便条、请柬、介绍信、经济合同、招投标文书、法律文书等的写作要求。

（三）提高写作水平的方法

可以概括为"四多"，具体如下。

1. 勤奋读书　即"多读"。提高写作水平，最有效的方法是向古今中外的名篇佳作学习。要先在"模仿"的过程中掌握相关写作理论与知识，提高写作能力；待具备一定写作能力和水平后，再进行积极的探索与创新，达到"青出于蓝而胜于蓝"的目标和效果。

2. 善于观察　即"多看"。写作的目标，无论是描绘客观事物，表达主观思想和情感，还是传递信息或反映现象，都离不开敏锐的观察，写文章离不开"多看"。

3. 注重思考、分析　即"多思"。善于学习和观察是学好写作的前提和基础，要使写作水平达到一定的高度，写作者还必须对自然、社会、人生有全面的认识，深刻的理解和独特的体验。好文章能体现出作者高于一般人的思考和分析。

4. 坚持练笔　即"多写"。写作是一门实践性很强的课程，要写好文章，必须做到"笔耕不辍"。只有长期坚持不懈地"练笔"，才能更快地掌握有关写作的理论和规范，才能认清自己与写作"大家"之间的差距，才能体验到写作探索、创新的成功与喜悦。

目标检测

一、选择题

1. 写作的表现形式可以分为（　　　）。

　　A. 应用写作　　　　B. 专题报告　　　　C. 文学创作　　　　D. 戏剧创作

2. 写作的特点有（　　　）。

　　A. 鲜明的目的性　　　　　　　　　　B. 明显的综合性

　　C. 密切的信息相关性　　　　　　　　D. 持续的创新性

　　E. 典型的实践性

3. 写作的主要作用有（　　　）。

　　A. 表达感情　　　　B. 交流思想　　　　C. 传递信息　　　　D. 处理问题

　　E. 提高素养

4. 提高写作水平的方法有（　　　）。

　　A. "多读"　　　　B. "多看"　　　　C. "多思"　　　　D. "多写"

5. 技能人才学习应用写作的"学校学习及锻炼期"，需要熟练掌握的应用文种有（　　　）。

　　A. 校园新闻通讯　　　　　　　　　　B. 求职应聘书信

　　C. 个人述职报告　　　　　　　　　　D. 假期社会调查报告

6. 写作主体的能力包括（　　　）。

 A. 观察能力 B. 感受能力 C. 审美能力 D. 思维能力

 E. 想象和联想能力

7. 写作是个人能力的一种重要体现，它对个人起到的作用具体表现为（　　　）。

 A. 疏解情绪 B. 提升自信 C. 拓展思维 D. 优化表达

二、思考题

1. 文学类与应用类文章分别包括哪些文体？

2. 学习写作有哪些重要意义？

3. 提高写作水平首先要"多读"，那么多读哪一类书籍才最有帮助？

书网融合……

e 微课   划重点   自测题

PPT

▶▶ 第二章 应用写作与文学写作的比较

学习目标

知识要求

1. **掌握** 应用写作的特点。
2. **熟悉** 应用类文章与文学类文章的文体特点。
3. **了解** 应用写作的发展历程。

能力要求

1. 能够按照应用写作的特点熟练处理日常工作中的应用写作事宜。
2. 学会根据不同的写作需要强化应用写作的文体特点；正确选用不同的表达方式来进行应用文写作。

实例分析

实例

中共××市委　××市人民政府

关于表彰××市抗击新冠肺炎疫情先进个人和先进集体的决定

各县区（功能区）、市委各部委、市直及驻×各单位、各人民团体：

年初以来，面对突如其来的新冠肺炎疫情，在以习近平同志为核心的党中央的坚强领导下，市委、市政府深入落实省委、省政府各项决策部署，团结带领全市人民，万众一心、众志成城，取得了抗击新冠肺炎疫情斗争重大战略成果。在这场史无前例的抗疫斗争中，全市广大党员干部闻令而动，主动担责担难担险，广大医务工作者白衣为甲、逆行出征，广大公安民警、疾控工作人员、社区工作者冲锋在前、忠诚履职，广大科研人员、新闻工作者、下沉干部、志愿者、企业职工辛勤工作、无私奉献，广大人民群众顽强不屈、守望相助，凝聚起群防群治、联防联控的强大合力，涌现出一大批可歌可泣的先进典型和感人事迹，充分展现了××人民无私无畏、坚忍不拔、大义当先、和衷共济的英勇战斗形象和昂扬精神风貌。

为大力弘扬"生命至上、举国同心、舍生忘死、尊重科学、命运与共"的伟大抗疫精神，充分激发全市广大干部群众干事创业的责任感、使命感、荣誉感，凝聚××力量，讲好××故事，市委、市政府决定授予×××等150名同志"××市抗击新冠肺炎疫情先进个人"称号；授予××县××镇卫生院等50个集体"××市抗击新冠肺炎疫情先进集体"称号。希望受到表彰的个人和集体珍惜荣誉、再接再厉，充分发挥模范带头作用，为党和人民事业不懈奋斗。

当前，新冠肺炎疫情仍在全球蔓延，外防输入、内防反弹的压力依然较大，统筹推进常态化疫情防控和经济社会发展任务仍然艰巨繁重。全市广大党员干部群众要以习近平新时代中国特色社会主义思想为指导，全面贯彻党的十九大和十九届二中、三中、四中、五中全会精神，深入学习贯彻习近平总书记在全国抗击新冠肺炎疫情表彰大会上的重要讲话精神，以受表彰的先进个人和先进集体为榜样，增强"四个意识"、坚定"四个自信"、做到"两个维护"，凝心聚力、埋头苦干，为谱写新时代××奋勇争先出彩添彩绚丽篇章作出新的贡献！

2020 年 12 月 21 日（中共××市委 ××市人民政府章）

问题　1. 上文属于应用文中公文的哪一类？

2. 能否对先进事迹渲染和加工？

3. 应用写作与文学写作的主要区别是什么？

一、文学类文章的文体特点

文学类文章主要包括诗歌、散文、小说、戏剧四类文体，这四类文体各自的特点都非常鲜明。

（一）诗歌的文体特点

以杜甫的《登高》为例。

登　高

唐　杜甫

风急天高猿啸哀，渚清沙白鸟飞回。

无边落木萧萧下，不尽长江滚滚来。

万里悲秋常作客，百年多病独登台。

艰难苦恨繁霜鬓，潦倒新停浊酒杯。

分析诗歌的文体特点，可从七个方面的视角入手。

1. 诗歌的时代背景　本诗作于唐代宗大历二年（767 年）秋天，时年五十六岁的杜甫当时在夔州，生活极度困窘。当时安史之乱已经结束四年，但地方军阀乘时而起，相互争夺地盘。杜甫在严武幕府任职，严武病逝后，杜甫失去依靠，只好离开成都。因病魔缠身，杜甫在夔州一住就是三个年头，生活困苦，身体也非常不好。一天他独自登上夔州白帝城外的高台，登高临眺，百感交集，于是写下了这首被誉为"七律之冠"的诗篇。

2. 诗歌的情感体验　夔州白帝城外萧瑟的秋江景色，引发了杜甫对身世飘零的感慨，也渗入了他老病孤愁的悲哀。这首诗通过杜甫的登高所见，描写秋江景色，倾诉了诗人长年漂泊、老病孤愁的复杂感情。

3. 诗歌的动作色调　诗歌中有急风、高天、清渚、白沙、落木、长江等景物，色调绚烂、富有层次；有猿啸、鸟飞、萧萧下、滚滚来等动作表现，极富动感；有悲秋，有登台，有苦恨，有潦倒，情感复杂。

4. 诗歌的意境形象　诗歌通过沉郁悲凉的场景，透露出"建瓴走坂""百川东注"的磅礴气势，传达出韶光易逝、壮志难酬的感怆，塑造出一个身世飘零、生活窘迫，但仍心怀国家、心系黎民的高洁人物形象。

5. 诗歌的修辞运用　对偶、夸张、通感等修辞手法的运用，使诗歌的想象更合理，语言更生动，情感更易表达。

6. 诗歌的语言风格　杜甫诗歌语言特色的典型代表——沉郁顿挫。所谓"沉郁"，主要指杜甫内容深广，意境雄浑，感情深沉；所谓"顿挫"，主要指诗歌表情达意抑扬跌宕，音调声情起伏迭变。这些都与杜甫诗歌的语言特色紧密相关。

7. 诗歌的格式规范　这首诗为一首七言律诗，七律在句数、字数、押韵、平仄、对仗等各方面都有严格规定，这种具有严格规范的形式美决定了七律独特的艺术表现力。从声律形式之美来看，本诗韵律和谐不单调、对仗工整不滞板；从表现手法之巧来看，本诗意象运用巧妙独特、锤词炼字精炼传神、言简意丰、情景交融、构思精巧。

（二）散文的文体特点

以欧阳修的《醉翁亭记》（节选）为例。

醉翁亭记（节选）

至于负者歌于途，行者休于树，前者呼，后者应，伛偻提携，往来而不绝者，滁人游也。临溪而渔，溪深而鱼肥。酿泉为酒，泉香而酒洌；山肴野蔌，杂然而前陈者，太守宴也。宴酣之乐，非丝非竹，射者中，弈者胜，觥筹交错，起坐而喧哗者，众宾欢也。苍颜白发，颓然乎其间者，太守醉也。

分析散文的文体特点，可从七个方面的视角入手。

1. 散文的写作背景　宋仁宗庆历五年（1045年），范仲淹等人因积极改革而遭谗离职，欧阳修上书替他们分辩，也被贬官到滁州做了两年知州。到任以后，欧阳修虽然内心抑郁，但还能发挥"宽简而不扰"的作风，取得了一些政绩。《醉翁亭记》就写于这个时期。

2. 散文的情感寄托　《醉翁亭记》一方面展示了北宋时期一个封建地方长官能"与民同乐"的情怀，另一方面则在寄情山水背后隐藏了难言的苦衷。当时，欧阳修正当盛年（40岁）却自号"醉翁"，他经常出游，加之"饮少辄醉""颓然乎其间"的种种表现，都表明了他是借山水之乐来排遣谪居生活的苦闷。

3. 散文的意趣追求　"庆历新政"的失败，使欧阳修感到苦闷；但贬官外放可以摆脱朝廷党争，对欧阳修而言又是一种安慰。文章以一个"乐"字贯穿全篇，并坦言"醉翁之意不在酒，在乎山水之间也"。把政治失意、仕途坎坷的内心抑郁和苦闷寄情于山水之间，消融于与民同乐之间，在描绘出一幅幅变化多姿、秀丽妩媚的优美图画的同时，体现了儒家"德惟善政，政在养民"的追求，同时也表现出欧阳修随遇而安、与民同乐的旷达情怀。

4. 散文的意境格调 意境包含着"意"和"境"两个方面，是浸润着作者主观感情的艺术画面。优秀的散文应该有风光绮丽的图画美，给读者独特的审美感受，以悦目而致赏心。《醉翁亭记》的思想意脉是一个"乐"字，"醉"中之"乐"像一根彩线连缀各幅画面。"醉翁之意不在酒，在乎山水之间也"，放情林木、醉意山水是作者的真意。作者根据这样的"意"写了秀丽的"境"，从而达到了情与景的交融，意与境的相谐。作者特别从山水相映之美、朝暮变化之美、四季变化之美、动静对比之美几方面描绘了散文境界。

5. 散文的逻辑条理 全文共四段，条理清楚，构思极为精巧。第一段写醉翁亭之所在，并分五步突出醉翁亭，引出人和事，给人完整的"山水之乐"印象。第二段分述山间朝暮四季的不同景色，是上一段总写"山水之乐"的具体化。第三段写滁人的游乐和太守的宴饮，由景物转移到人事上，体现太守与下属关系融洽，"政通人和"才能有这样的乐。第四段写宴会散、众人归的情景。巧妙地用禽鸟之乐衬托游人之乐，又以游人之乐衬托太守之乐。

6. 散文的语言风格 《醉翁亭记》的语言格调清丽，遣词凝练，音节铿锵，既有图画美，又有音乐美；语言高度概括，含义丰富。如作者在本文中首创的"醉翁之意不在酒""水落石出"，被同时代和后来的作家所引用（苏轼在《后赤壁赋》中写秋冬之交的江上景色，直接借用了"水落石出"一词）。又由于作者用词精当，词句的概括内容很广，许多已演变成稳定性强、规范性高的成语，语言凝练精粹，晶莹润畅。如写晨昏景象之异，只用两句就概括殆尽："日出而林霏开，云归而岩穴暝。"片言能明百意，只字足敌万语，达到妙造精工的地步。《醉翁亭记》语言抑扬抗坠，铿锵悦耳。虽是散文，但借用了诗的语言表现形式，散中有整，参差多变，安排了不少对句，使句式整饬工稳。虽受骈文影响，但自然天成，不做作，不矫饰。

7. 散文的构思布局 《醉翁亭记》的结构如金线串珠。全文因景生乐，因乐而抒情，行文围绕"乐"而展开，如穿千颗珠玉缀在金线之中，收万道阳光凝于聚光镜上。因为有聚光点，有主骨架，文笔的散反而转化成一种特色，显得运笔从容，左右逢源，增添了散文的生机，增强了散文的内容。

《醉翁亭记》善于曲径通幽。作者写四时晨昏的不同景物，五光十色的琅琊风貌，匠心默运，苦意经营。用笔逐渐圈小区域，不仅让人们了解到醉翁亭之所在，而且通过层层烘托，更突出了它的美。特别是太守之乐在众多的烘托下被推到峰巅，显示出主观感受和体验的高人一等。

《醉翁亭记》讲究呼应有方。前有伏笔，后必照应；藏墨于首，显豁于尾，"醉能同其乐，醒能述以文者，太守也"。与醉翁亭的名称、"醉翁之意不在酒，在乎山水之间"前后呼应，与"滁人游""太守宴""众宾欢""太守醉"连成一条抒情的线索，曲折地表达了作者内心复杂的思想感情。

（三）小说的文体特点

以吴敬梓的《儒林外史》（节选）为例。

儒林外史（节选）

　　来到集上，见范进正在一个庙门口站着，散着头发，满脸污泥，鞋都跑掉了一只，兀自拍着掌，口里叫道："中了！中了！"胡屠户凶神似的走到跟前，说道："该死的畜生！你中了甚么？"一个嘴巴打将去。众人和邻居见这模样，忍不住地笑。不想胡屠户虽然大着胆子打了一下，心里到底还是怕的，那手早颤起来，不敢打到第二下。范进因这一个嘴巴，却也打晕了，昏倒于地。众邻居一齐上前，替他抹胸口，捶背心，舞了半日，渐渐喘息过来，眼睛明亮，不疯了。众人扶起，借庙门口一个外科郎中的板凳上坐着。胡屠户站在一边，不觉那只手隐隐地疼将起来；自己看时，把个巴掌仰着，再也弯不过来。自己心里懊恼道："果然天上'文曲星'是打不得的，而今菩萨计较起来了。"想一想，更疼得狠了，连忙问郎中讨了个膏药贴着。

　　分析小说的文体特点，可从七个方面的视角入手。

　　1. 小说的时代背景　吴敬梓所生活的清朝，康熙帝、雍正帝、乾隆帝三代已经出现了资本主义生产关系的萌芽，但社会表面的繁荣掩盖不了封建社会的腐朽，统治者在镇压武装起义的同时，采用大兴文字狱、考八股、开科举、提倡理学以统治思想等方法牢笼士人。《儒林外史》以写实主义描绘各类人士对于"功名富贵"的不同表现，真实地揭示了人性被腐蚀的过程和原因，对当时吏治的腐败、科举的弊端、礼教的虚伪等进行了深刻的批判和嘲讽。

　　2. 小说的理想寄托　在讽刺、批判的同时，《儒林外史》热情地歌颂了少数人物以坚持自我的方式作出的对于人性的守护，从而寄寓了作者的理想。

　　3. 小说的教育意义　吴敬梓反对八股文、科举制，憎恶士子们醉心制艺、热衷功名利禄的习尚，他把这些观点反映在《儒林外史》里，以讽刺的手法，对丑恶的事物进行了深刻的揭露。这种揭露具有重要的教育意义。

　　4. 小说的文体特点　《儒林外史》这部作品，白话的运用已趋纯熟自如，人物性格的刻画也颇为深入细腻，尤其是其高超的讽刺手法，成为中国古代讽刺小说的高峰，开创了以小说直接评价现实生活的范例。

　　5. 小说的人物形象　《儒林外史》描写了一些深受八股科举制度毒害的儒生形象，反映了当时世俗风气的败坏；也树立了一批作者心目中的理想人物形象，寄托了作者的社会理想。

　　6. 小说的线索结构　《儒林外史》以人物来进行串联，由一人引出一个人物群体，然后由这个群体中的另一人引出另一群体。从整体来看，小说分为几部分，每部分各写了一个人物群，不同人物群之间也有关联，但并不紧密。鲁迅说它"虽云长篇，颇同短制"，就是说它虽是长篇小说，但看起来很像是短篇小说（集）。整部书中有一个贯穿始终的精神内涵作为主线，即对形形色色的儒林中人众生相的描写，对沉迷于科举、执着于名利的伪君子们的讽刺和斥责。

　　7. 小说的语言特点　《儒林外史》语言特点是准确、洗练而富于形象性，常三言两语便能使人物"穷形尽相"。吴敬梓重视学习、运用来自人民群众的口语，对话中有时引用谚语、歇后语，做到了恰切自然。

（四）戏剧的文体特点

以曹禺的《雷雨》（节选）为例。

雷雨（节选）

朴　三十年前，在无锡有一件很出名的事情——

鲁　哦。

朴　你知道么？

鲁　也许记得，不知道老爷说的是哪一件？

朴　哦，很远的，提起来大家都忘了。

鲁　说不定，也许记得的。

朴　我问过许多那个时候到过无锡的人，我想打听打听。可是那个时候在无锡的人，到现在不是老了就是死了，活着的多半是不知道的，或者忘了。

鲁　如若老爷想打听的话，无论什么事，无锡那边我还有认识的人，虽然许久不通音信，托他们打听点事情总还可以的。

朴　我派人到无锡打听过。——不过也许凑巧你会知道。三十年前在无锡有一家姓梅的。

鲁　姓梅的？

朴　梅家的一个年轻小姐，很贤惠，也很规矩，有一天夜里，忽然地投水死了，后来，后来，——你知道么？

鲁　不敢说。

朴　哦。

鲁　我倒认识一个年轻的姑娘姓梅的。

朴　哦？你说说看。

鲁　可是她不是小姐，她也不贤惠，并且听说是不大规矩的。

朴　也许，也许你弄错了，不过你不妨说说看。

鲁　这个梅姑娘倒是有一天晚上跳的河，可是不是一个，她手里抱着一个刚生下三天的男孩。听人说她生前是不规矩的。

朴　（苦痛）哦！

鲁　这是个下等人，不很守本分的。听说她跟那时周公馆的少爷有点不清白，生了两个儿子。生了第二个，才过三天，忽然周少爷不要了她，大孩子就放在周公馆，刚生的孩子抱在怀里，在年三十夜里投河死的。

朴　（汗涔涔地）哦。

鲁　她不是小姐，她是无锡周公馆梅妈的女儿，她叫侍萍。

朴　（抬起头来）你姓什么？

鲁　我姓鲁，老爷。

朴　（喘出一口气，沉思地）侍萍，侍萍，对了。这个女孩子的尸首，说是有一个穷人见着埋了。你可以打听到她的坟在哪儿么？

分析戏剧的文体特点，可从七个方面的视角入手。

1. 戏剧的背景　《雷雨》的作者曹禺出生于一个没落的封建家庭，他青少年时代就目睹了中国半封建半殖民地社会的黑暗现实，并产生了强烈的反抗情绪，《雷雨》是作者被压抑愤懑的发泄，是对当时中国家庭和社会的揭露、批判。

2. 戏剧的情节　《雷雨》的情节曲折，故事性强，富有传奇色彩。剧作所讲述的两个家庭的悲剧、两个荒唐的乱伦故事都与周公馆相联系；三十年前的旧事和三十年后的现实都与周朴园有关，而周、鲁两家复杂的矛盾冲突和人事纠葛又互相交织在一起，使剧本充满戏剧性和传奇色彩，悬念迭起，扣人心弦。

3. 戏剧的人物　《雷雨》通过周、鲁两个家庭，八个人物，前后三十年间复杂的纠葛，写出旧家庭的悲剧和罪恶。当时作者虽还不能从理论上清楚认识他的人物的阶级属性和特性，但在具体描写上，已经接触到了现实阶级关系的某些本质方面。作者对旧家庭的生活非常熟悉，对所塑造的人物有着深切的了解，对人物性格的把握相当准确，善于把众多的人物纳入统一的情节结构之中，制造出一个又一个紧张的场面和强烈的戏剧冲突。

4. 戏剧的结构　《雷雨》的结构严密，集中紧张。剧作从事件的危机开幕，在后果的猝然暴发中交代复杂的前因，将在进行的事件和过去发生的事件巧妙地交织在一起，并以前部分的戏来推动后面的戏，而所有的矛盾冲突，都浓缩在早晨至半夜的二十四小时之内，集中在周公馆的客厅和鲁贵的家中发生。

5. 戏剧的冲突　《雷雨》中周朴园与繁漪矛盾冲突的主干线索十分突出，由此牵连出的其他线索，将全剧八个人都卷入紧张的矛盾冲突之中，牵一发而动全身。明暗双线，纵横交错，引人入胜。剧作中周朴园和繁漪的冲突是明线，周朴园和侍萍的关系则是暗线。两条线索同时并存，彼此交织，互为影响，交相钳制，使剧情紧张曲折，引人入胜。

6. 戏剧的语言　戏剧语言有两种：一是舞台说明；二是人物语言。《雷雨》人物语言高度个性化；语言背后有丰富的潜台词，言中有言、意中有意、弦外有音；富于动作性，暗示了情节的发展，带有作者很强的主观动机。

7. 戏剧的主题　《雷雨》表现了封建资本家与下层劳动人民的在阶级思想与思想意识上的对立，暴露了半殖民地半封建社会的罪恶。雷雨象征着在这种社会沉闷的气氛里，一场暴风骤雨似的斗争即将到来。

> **请你想一想**
> 将文章划分为诗歌、散文、小说和戏剧，依据的是什么划分标准？

二、应用类文章的文体特点　📱微课

应用类文章包括国家机关公文、事务文书、新闻通讯、司法文书、财经文书、科技论文、日常交往及礼仪类文书等。

以大家经常会接触的应用类文章为例，我们会发现其文体特点与文学类文章有着鲜明的区别。

（一）事务文书——个人总结

【例文】

2019～2020 学年第一学期个人总结

× ×

2019～2020 学年第一学期，我在思想、学习、班级管理、社团工作、人际交往及社会实践能力等各方面都有较大的进步。

思想上，我认真学习党的理论，努力提升道德观念，思想道德素养有较大提高。

学习中，我努力学习专业知识，认真提高专业技能，取得了学习成绩班内第三名的好成绩，在学院组织的药物制剂检测技能大赛中获得了三等奖，被评为学院"三好"学生。

我担任了班级宣传委员，在班级参加的学院重要活动中积极发挥宣传引导作用，所负责编辑的班级板报在学院评选中取得了第二名的好成绩。我加入了院学生会，积极参加学院记者团、广播站组织的各类活动，提升了个人综合素质。

生活中，我坚持做到艰苦朴素，自觉帮助有困难的同学，与大家建立起深厚的友谊，得到了同学们的认可；假期中，我积极参加社会调查和打工实践活动，加深了对社会及企业的了解，为今后的顺利就业奠定了坚实基础。

下学期，我将继续从思想、学习、班级管理、社团工作、人际交往及社会实践能力等各方面努力提升，争取取得更大的进步。

个人总结是一种典型的应用文体，它的文体特点与文学类文体侧重分析不同的时代背景、理想寄托、教育意义、语言特点、人物形象刻画、写作手法、文章结构等，分析其文体特点主要从以下视角入手。

1. 文体性质　个人总结属于事务文书，具有不同于公文、经济文书、司法文书等其他应用文体的特点，与文学类文体区别更大。

2. 写作目标　主要是对个人一段时期思想、工作、学习等各方面所取得的进步及存在的问题、不足，自己的收获和感想等进行比较全面的审视，以总结经验、吸取教训，在未来取得更大的进步、更丰硕的成绩。

在这一方面，个人总结没有明显的时代背景等方面的表现。

3. 结构组成　一篇规范的个人总结，包括标题、正文（导言、主体、结尾）、时间和落款等几部分，往往缺一不可，不像文学类文体那样可以省略一些组成部分。

4. 表达方式　以叙述为主，适当使用议论和说明。与一些文学类文体可以进行单纯的说理、抒情等有着显著的区别。

5. 语言特点 简洁、准确、朴实、得体。与文学类文体多渲染、曲折、华丽、夸饰有着显著的区别。

6. 内容侧重 个人总结的内容要重点突出，要符合作者的身份，其针对的对象也是特定的。而文学类文体的内容和形式更多样，其面对的读者也更宽泛。

7. 格式规范 个人总结的标题、正文、时间和落款等都要遵循比较规范的格式要求，各部分的位置也是固定的，不像文学类文体那样自由、多样。

（二）公务文书——报告

【例文】

关于食品药品质量安全工作情况的报告
——2017年6月29日在××市第十五届人民代表大会常务委员会第五次会议上

主任、各位副主任、秘书长、各位委员：

根据市十五届人民代表大会常务委员会第五次会议安排，受市政府委托，现将我市食品药品质量安全工作情况报告如下：

一、主要工作情况

2016年以来，我市遵照国务院、省政府重点工作部署，按照"守住安全底线、夯实监管基础、树立公众信心、促进产业发展"的总体思路，积极创建国家食品安全示范城市，全市各类食品药品监督抽检合格率保持在较高水平，全年未发生系统性、区域性食品药品安全事故，食品药品安全形势总体平稳可控、有序向好。

（一）抓源头，强化食品药品安全源头管控

……

（二）抓规范，全面提升食品药品监管效能

……

（三）控风险，加强检验检测技术支撑体系建设

……

（四）促公开，深化食品药品安全社会共治

……

二、主要存在问题

……

三、下一步工作

2017年，我市食品药品安全监管治理将紧紧围绕落实国家关于"四个最严"和"四有两责"的要求，坚持源头严防、过程严管、风险严控，集中精力创建国家食品安全示范城市。一是抓深化创建，全面提升全市食品安全整体水平。二是抓风险防控，建立食品药品科学监管新模式。三是抓集中整治，系统解决食品药品监管突出问题。四是抓"双基"建设，着力提升安全监管治理能力。五是抓政务公开，构建食品药品

安全社会共治格局。

以上报告，请予审议。

××市食品药品监督管理局
2017 年 6 月 29 日

报告是经常使用的一种公务文书，属于典型的应用文体，它的文体特点除与文学类文体不同外，与其他应用文体的不同点也很多，分析其文体特点主要从以下视角入手。

1. 格式要求　报告必须严格遵循公文的版式要求，其格式要分眉首、主体、版记三大部分，各部分的组成及格式都有严格的规定，不容许有任何差错，否则会影响其规范性和公信力。报告正文各组成部分也有严格的格式规定和内容要求。

2. 结构组成　报告主体的结构，一般包括标题、主送机关、正文（导言、主体、结尾）、附件、成文时间和盖章、落款、附注等，与文学类文体差异较大，如报告的标题一般包括发文机关、事由和文种三部分，报告的正文则按照由导言引入，由正文的主体详细说明和汇报情况，最后由结尾收束全篇并交代工作落实结果，报告还可以加附件以补充说明情况等，必须盖章并明确落款以交代发文机关，这些都是文学类文体所不具有的特点。

3. 写作主体　作为一种公文，报告虽也由个人起草，但它反映的是机关的集体意志。报告一旦形成，它与起草者个人就不再有直接的联系，不像文学类文体更强调写作意图的个人性。

4. 行文对象　报告的行文对象是要求行文机关就有关事项情况进行汇报的上级机关，针对性非常强；行文对象对行文机关一般也有较明确的汇报时限要求，时效性强。

5. 表达方式　以叙述为主，间夹议论，附带说明，其写作目标达到清楚明确地说明情况即可。与文学类文体综合运用各种表达方式，以达到写景、说理、表情、达意的目标有明显的区别。

6. 语言特点　报告的语言，推崇简洁、准确、朴实、得体，与文学类文体不排除通过复杂的表达方式，曲折隐晦地传达一种热烈甚至是夸张的情感有较大的不同。

7. 内容及主题体现　报告讲究主题明确、集中，而文学类文体往往将主题掩盖在复杂的文本样式之下，主题与内容之间的关系更具间接性。

三、应用写作的性质及发展历程

（一）定义及性质

应用写作是机关及企事业单位、人民团体等为实施管理、传递信息、改进工作等，运用书面语言和图表符号所进行的一种不同于文学创作的活动。这是从其功能效用角度作出的判断。

（二）发展历程

应用写作产生的历史非常久远，可以说，自从人类进入文明社会，产生了文字之后，应用写作就逐渐产生了。

1. 殷商时期　人们把占卜吉凶的结果、祭祀祖先的活动经过等用符号刻记在龟甲和兽骨上，这种甲骨卜辞可以说是最早的应用文。这些甲骨卜辞可以视为殷商王室的档案资料，有的可称为公务文书。

产生于奴隶主管理国家的活动以及奴隶制国家各阶层及社会成员之间的交流之中的应用文，如商、周时期"誓""诰""命"等的出现，标志着我国古代应用文正在逐步走向规范；《尚书》是我国最早的应用文专集，孔子曾把《尚书》称为我国公文写作的先河。

你知道吗

《尚书》中记载的商王讨伐夏桀、周武王讨伐殷纣王的具有动员令性质的檄文，都是应用文。

尚书·商书·汤誓（节选）

王曰："格尔众庶，悉听朕言，非台小子，敢行称乱！有夏多罪，天命殛之。今尔有众，汝曰：'我后不恤我众，舍我穑事而割正夏？'予惟闻汝众言，夏氏有罪，予畏上帝，不敢不正。今汝其曰：'夏罪其如台？'夏王率遏众力，率割夏邑。有众率怠弗协，曰：'时日曷丧？予及汝皆亡。'夏德若兹，今朕必往。"

2. 西周及春秋战国时期　在用于处理国事的公务文书产生的同时，私人应用文也因人们实际生活的需要应运而生，最早出现的是契约和书信。这在西周中期的铭文和《左传》中均有记载。李斯的《谏逐客书》是秦统一以前私人应用文中的精品，达到了务实性与文学性的完美结合。

谏逐客书（节选）
先秦　李斯

臣闻吏议逐客，窃以为过矣。昔穆公求士，西取由余于戎，东得百里奚于宛，迎蹇叔于宋，来邳豹、公孙支于晋。此五子者，不产于秦，而穆公用之，并国二十，遂霸西戎。孝公用商鞅之法，移风易俗，民以殷盛，国以富强，百姓乐用，诸侯亲服，获楚、魏之师，举地千里，至今治强。惠王用张仪之计，拔三川之地，西并巴、蜀，北收上郡，南取汉中，包九夷，制鄢、郢，东据成皋之险，割膏腴之壤，遂散六国之众，使之西面事秦，功施到今。昭王得范雎，废穰侯，逐华阳，强公室，杜私门，蚕食诸侯，使秦成帝业。此四君者，皆以客之功。由此观之，客何负于秦哉！向使四君却客而不内，疏士而不用，是使国无富利之实，而秦无强大之名也……

3. 秦汉时期　我国的应用文体不断增多，并有了上行文、下行文的区分。

先秦时期的应用文，文辞简约，形式简单，尚未形成固定的格式和完整的体系，秦始皇建立了统一的封建专制主义中央集权国家后，统一了文字，有力地推动了应用文的发展。从1975年在湖北云梦出土的一千一百余枚秦时竹简中可以看到，秦时的法律文书和公文的体制趋于统一，内容丰富，条理清楚，结构完整，并有了比较严格的分类和明确的行文关系。汉承秦制，应用文体趋于繁富，文辞漂亮缜密，如晁错的《论贵粟书》、贾谊的《论积贮疏》《谏除盗铸钱令疏》、司马迁的《报任安书》等。

你知道吗

秦汉时期的公文包括下行文，即各类皇命文书（如秦代的制、诏，汉代的策、制、诏、戒，各级政府的下行文如告、令、教、敕）；上行文，即臣下上呈皇帝的奏、章、表、疏、议、状、书等文书。

但这个时期的文体还存在一个明显的特点，即应用文体和文学文体还没有明确的界限。

4. 三国魏晋南北朝时期　伴随文学的自觉和文学理论研究的出现，文体问题被正式提出。其标志为曹丕所写的《典论·论文》。

经过前一阶段的发展，到南北朝时期，我国应用文取得了长足发展，日趋成熟。这一时期的应用文，无论是写作实践还是理论研究，都有了明显的进步与发展。我国第一篇文学批评专论，曹丕的《典论·论文》；我国第一部完整系统的文学理论著作，刘勰的《文心雕龙》，其中都有对应用文写作理论的阐述。《文心雕龙》所列的33类文章中，属于应用文的有21类，可见当时应用文使用的广泛与地位之重要。曹操的《让县自明本志令》、诸葛亮的《出师表》、陶渊明的《与子俨等疏》《自祭文》、李密的《陈情表》、王羲之的《与桓温笺》、沈约的《答陆厥书》等，都是脍炙人口的应用文佳作。

典论·论文（节选）

文人相轻，自古而然。傅毅之于班固，伯仲之间耳，而固小之，与弟超书曰："武仲以能属文为兰台令史，下笔不能自休。"夫人善于自见，而文非一体，鲜能备善，是以各以所长，相轻所短。里语曰："家有弊帚，享之千金。"斯不自见之患也。

……盖奏议宜雅，书论宜理，铭诔尚实，诗赋欲丽。此四科不同，故能之者偏也；唯通才能备其体。

文以气为主，气之清浊有体，不可力强而致。譬诸音乐，曲度虽均，节奏同检，至于引气不齐，巧拙有素，虽在父兄，不能以移子弟。

盖文章，经国之大业，不朽之盛事。年寿有时而尽，荣乐止乎其身，二者必至之常期，未若文章之无穷。是以古之作者，寄身于翰墨，见意于篇籍，不假良史之辞，不托飞驰之势，而声名自传于后。故西伯幽而演易，周旦显而制礼，不以隐约而弗务，不以康乐而加思。夫然则，古人贱尺璧而重寸阴，惧乎时之过已。而人多不强力；贫贱则慑于饥寒，富贵则流于逸乐，遂营目前之务，而遗千载之功。日月逝于上，体貌衰于下，忽然与万物迁化，斯志士之大痛也！

曹丕的《典论》一书失传，《论文》这一篇因被选入《昭明文选》而得以保存下来。曹丕是汉魏时期重要的文学理论批评家。《典论·论文》是一篇非常重要的文论著作，在中国文学理论批评史上具有划时代的意义，因为在它之前还没有精心撰写的严格意义上的文学理论专著。它的产生是中国古代文论开始步入自觉期的一个标志。《典论·论文》从批评"文人相轻"入手，强调"审己度人"，对建安七子的创作个性及其风格给予了分析，并在此基础上提出了"四科八体"的文体说，"经国之大业，不朽之盛事"的文学价值观及"文以气为主"的作家论。《典论·论文》虽短，却提出了下列有关文学批评的四个主要问题：①文学作品的功用；②作家修养和作品风格；③文学批评应有正确态度；④不同文体的特点和标准。

在《典论·论文》里，曹丕第一次正式提出了文体分类及其各自特点的思想。

《典论·论文》里所说的"本"指的是文章的本质特征，即用语言文字来表现一定的思想感情；"末"指的是文章的具体表现形态，即文体特征或文章在内容和形式方面的特点。无论哪一种文体，都是用语言文字来表达思想情感，其"本"是相同的，不同的是文体的表现形态、语言形式、体貌风格等。

曹丕提出文体共有"四科"八种体裁。并且认为文体各有不同，风格也随之各异。四科共计八种，其中奏议与书论属于无韵之笔，铭诔、诗赋属于有韵之文。其本质相同，都是用语言文字来表现一定的情感。但其"末异"，也就是说，在其文体特征上，奏议要文雅，书论重说明，铭诔尚事实，诗赋则应该华美。雅、理、实、美，就是"末异"，它们都是关于文体的不同风格体貌。所以，曹丕的"文本同而末异"，说的就是文体和风格的关系，不同的文体应该有不同的风格特征。

"文本同而末异"当是最早提出的比较细致的文体论，也是最早的文体不同而风格亦异的文体风格论。

5. 唐代至清代 古代应用文发展的成熟、完善期。特别是到明清时期，我国形成了比较完备的应用文体系。

唐代经济文化的繁荣和由韩愈等人倡导的"古文运动"，对应用文的内容、形式及文风的转变，产生了巨大的影响。宋代文坛盟主欧阳修提出了"信事言文"的主张，并以自己的写作实践倡导人们把应用文写得真实、平易、自然而有文采。散文大家王安石、苏轼等，都有文质兼优的应用文传世。唐宋应用文无论是数量还是质量，都达到了历史最高峰，锦章佳作大量涌现，如魏征的《谏太宗十思疏》、骆宾王的《为徐敬业讨武曌檄》、韩愈的《柳子厚墓志铭》《论佛骨表》、白居易的《请赎魏征宅奏》、欧阳修的《与高司谏书》、王安石的《答司马谏议书》、苏轼的《乞校正陆贽奏议进御札子》等。元明清时期的应用文，体制更加完备，写作理论也得到了进一步发展和完善。明代徐师曾的《文体明辨》、清代姚鼐的《古文辞类纂》、刘熙载的《艺概·文概》等，对应用文的各种体式有了更深入细致的研究。

到宋代，已提出了"应用文"的概念，如欧阳修在《免进五代史状》（1060 年）中说："自忝窃于科名，不忍忘其素习，时有妄作，皆应用文字。"这里的"应用文字"指科举应试文章，可获取功名，含有"应用"之意。苏轼的《答刘巨济书》继承了欧阳修的思想："仆老拙百无堪，向在科场时，不得已作应用文。"从此，应用文的文体概念诞生。由于应用文这一名称能够反映这类文章体裁的本质特征，又顺口入耳、通晓明白、雅俗共赏，所以人们不仅接受了，而且根据社会实践的需要不断丰富了其内涵和外延（指称对象）。清代的刘熙载在《艺概·文概》中说："辞命体，推之即可为一切应用之文。应用文有上行、有平行、有下行。重其辞乃所以重其实也。"这里说的"应用文"很明显专指封建衙门的文书。

但在应用文体制发展逐渐完备的同时，也出现了一些问题，如文体繁芜、浮词套语较多、八股味较浓等。

6. 清末至中华民国　特别是"五四"新文化运动为应用文的发展和变化注入了新的内容和活力。

辛亥革命后，废除了几千年封建王朝所使用的一些传统旧式公文，建立了使用白话文和新式标点符号的现代公文。之后陈独秀提出"文之大别有二，一曰应用之文，一曰文学之文"，在赞同刘半农把文章分为"文学"与"文字"的主张同时，对其分类做了界定。

7. 中华人民共和国成立以后　特别是改革开放以来，我国的应用文体系和写作规范要求等更加完善。

中华人民共和国成立以后，对公文进行了多次改革，其他体式的应用文也在语言上推陈出新，文风上尚实从简，文体上去僵化、增新品，使应用文更贴近生活，更适应现代社会经济文化发展的需要。改革开放以来，随着经济的迅速发展和全球化的推进，与之相适应的经济应用文文种更为丰富；现代应用文的体制更加完备，并趋于国际化、标准化；电脑的普及和网络技术的发展，也使应用文的写作和传递更为便捷。

四、应用写作的特点

与文学创作的特点相比较，更有助于了解、学习应用写作的特点。

（一）明确的实用性

这是应用写作最显著的特点。

（1）相对于应用文的实用性特点，文学作品侧重于帮助人们了解社会、认识生活、把握世界、陶冶情操，更侧重使读者阅读后获得一种美的享受，即审美愉悦感。

（2）应用文侧重于解决人们在现实生活中遇到的一些实际问题，如会议通知要让参会者知晓会议的召开时间和地点、参会人员的范围、会议的议题、参会时需要准备的材料，做到会议准备充分，解决实际问题的目的性强、效率高。

（3）实用性特点又决定了应用文语言朴实无华、简洁明快的风格。而文学作品则不同，如诗歌，其写作的主要目的是以优美的语言、独特的意境和神韵吸引读者，使读者阅读诗歌后产生思想上的认同、感情上的共鸣；诗歌讲究形式，注重语言表达的新颖独特，为了让读者更好地理解和把握作者的创作目的，有时还需要借助读者的"再读"和"重构"，而不像应用文主要是向读者明确表达某一观点、传达某一信息。

（二）内容的真实性

应用写作与文学创作在内容方面要求不同。

（1）文学创作可以虚构，作品中的人和事与现实生活中的真人真事不能对号入座。如鲁迅的许多作品，往往一问世就会招致许多人的攻击和谩骂，因为这些人往往"对号入座"地认为，鲁迅在这些作品中塑造的人物就是在影射和批驳他们，其实这从另一个角度印证了鲁迅文学创作的水平之高。而这些人的无端指责，正反映了他们不懂文学创作的规律，不了解虚构和再创造正是文学创作的重要特点。

（2）应用写作必须写真人和真事，来不得半点渲染和虚构。违反真实性原则，往往会起到相反的效果，降低应用文体在读者心目中的地位，与写作目标背离。

（三）作者与读者对象的特定性

（1）文学作品因作者的个性、生活经历、艺术素养不同，其作品的艺术风格会截然不同。如李白与杜甫，两人生活的年代不同、生活阅历不同，性格也存在巨大的差异，其诗歌的艺术风格也迥然不同，李白成为唐代浪漫主义诗歌的代表人物，而杜甫则成为唐代现实主义诗歌的代表人物。

文学作品的读者对象非常广泛，文学作品发表后，任何人都可以成为潜在的读者，都可以对文学作品进行自己的解读和欣赏。如每个人都可以成为小说的读者，这也是小说作者所希望的。只有得到读者的认可，作家的成就才能得到认可。诗歌、戏剧也是如此。

（2）应用写作的作者不是个人，而是单位或集体，它代表了单位的集体意志，是集体创作、集体劳动的成果。如学校中常用的处分学生的决定，它代表的不是学校学生管理部门、学生管理部门某一个人的意志和愿望，而是作为师生共同体的学校的集体意志；它不是学校学生管理部门文件起草者个人的劳动成果，而是文件形成过程中所涉及的学校学生管理部门所有工作人员、学校办公室、学校领导及学校相关部门所有人员的集体意志。

应用写作的读者对象具有限定性，尤其是涉密性应用文，其读者对象的限定性更加明显；即使是非涉密性应用文，其读者对象也仅限定于与应用文主题有关的读者。如学校处分学生的决定，它的读者对象是本校所有师生特别是学生；它主要对本校的学生发挥教育和警示作用，其他学校的学生、本校以外的其他单位人员都不是它的读者对象，这些单位的人员阅读后，文件起不到应有的教育警示作用。涉密性应用文读者对象的限定性，指的是国家下发的机要文件仅限于县处级或省部级

请你想一想

如何理解应用文体作者与读者对象的特定性？

以上干部阅读，其他人不得阅读这些文件。

（四）较强的时效性

（1）文学作品对时效性的要求不高，有些文学作品很可能随着时间的流逝而日益得到重视，正如好酒保藏时间越长就越香。如《诗经》《荷马史诗》这些文学作品，至今已历经两千余年，一直深受读者的喜爱，并成为有世界影响的文学作品。

（2）应用写作对时效的要求非常严格，超出时效办理相关事务会贻误工作。如会议通知，要给参加人员留出一定的准备时间，并使他们明确会议的议题、举行时间、召开的地点，这样才能提高工作效率，实现会议目标；另如，在四川汶川大地震、云南昭通市鲁甸地震发生后，国家有关学习抗震救灾先进人物的通知，如在事情发生后很长时间再发文，其作用与当时就行文是截然不同的。

（五）格式的规范性

（1）文学作品的格式千差万别、千姿百态，而这也是其生命力所在。民族的才是世界的，个人的方是独特的。有自己特色的作品更能吸引人，这一点在一些现代派作家的作品中，如魔幻现实主义、意识流小说等，有充分的体现。

（2）应用文的实用性、内容的真实性决定了其写作格式的规范性。因为要解决实际问题，要让文化程度、社会阅历不同的众多受众即受文对象明确应用写作的目的，规范的格式必不可少。应用文应该做到通行全国、人皆能懂。应用写作格式的规范性，有利于提高管理工作的信息化水平和效率，还便于使受文对象按图索骥，有的放矢地去寻找文章的重要信息点。

（六）语言的高效性

（1）文学作品不排斥大部头作品和详尽的描写、叙述，如小说动辄有上万甚至几十万、几百万字，其表达方式和修辞手法也是多种多样，而这些是应用文特别是公文写作所不提倡的。

（2）应用文要求做到言简意赅、短小精悍，如会议通知只要说清时间、地点、会议要求，批复只要明确是否同意，请示只要表达出行文者的意图即可。

五、应用写作的手法

写作手法包括表达方式、写作方法、修辞手法等。

（一）表达方式

写文章时所采用的反映社会生活、表达思想感情、介绍事物事理的方式手段。常用的表达方式有5种，即记叙（叙述）、议论、抒情、描写和说明。应用写作的表达方式以记叙（叙述）为主，辅以议论和说明，较少用到抒情和描写。

（二）写作方法

也叫表现手法，一般指在文学创作中塑造形象、反映生活所运用的各种具体方法和技巧。包括托物言志（托物喻人）、欲扬先抑、衬托（烘托）、夸张讽刺、借景抒情、前后照应、对比等。像《白杨礼赞》一文借赞美白杨树挺拔向上、不屈不挠的精神来赞美北方的农民，采用的是象征的写作方法。而应用写作中几乎不使用这么复杂的表现手法。

（三）修辞手法

也叫修辞方法，是指在写作过程中，对所使用的语言进行修饰、加工、润色，以提高语言表达效果的方法。包括比喻、排比、拟人、夸张、借代、反问、设问、对偶、反复等。文学写作经常会运用各种修辞手法，而应用写作较少运用。但应用写作也不完全排除修辞手法的运用，如一些应用文在表达"不得损害群众利益"时，往往表述为"不拿群众一针一线"，这是一种典型的借代修辞手法。

目标检测

一、选择题

1. 文学类文体主要包括（   ）。

   A. 诗歌   B. 散文   C. 小说   D. 戏剧

2. 我国最早的应用文是（   ）。

   A. 甲骨卜辞   B. 夏商周檄文   C. 春秋战国古文   D. 秦汉古文

3. 我国最早的完整系统的文学理论著作是（   ）。

   A.《典论·论文》 B.《文心雕龙》   C.《答刘巨济书》 D.《艺概·文概》

二、思考题

1. 分别分析诗歌、散文、小说、戏剧的文体特点，主要从什么角度入手？

2. 应用写作的主要特点有哪几方面？

3. 如何理解应用写作的实用性特点？

4. 如何理解应用写作内容的真实性特点？

书网融合……

　　　微课　　　　　　划重点　　　　　自测题

▶▶ 第三章 公文文体的写作规则

PPT

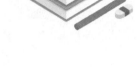

学习目标

知识要求

1. **掌握** 公文的概念、类别、格式及写作基本要求。
2. **熟悉** 公文的作用、行文方式与规则。
3. **了解** 公文的常用句式和修辞手法。

能力要求

1. 能够熟练掌握日常工作中的公文写作选用类别和格式要求。
2. 学会根据不同的写作需要和文种选择规范公文格式；正确选用公文行文方式、句式及修辞。

实例分析

实例 近年来，随着我国医药行业的快速发展，药学院的招生也变得非常火爆，受到考生的青睐；2019 年，与医药密切相关的健康产业被列入学院所在省重点扶持发展的八项产业之中，省有关领导要求学院就现有专业发展情况进行详细的汇报。在草拟公文时，有工作人员提出以"关于大力支持××药学院药学类专业发展的请示报告"为题向省级主管部门行文，但在行文过程中被学院办公室以不符合行文规则为由驳回。

问题 1. 学院办公室为什么要驳回公文起草部门的公文初稿？
2. 如何处理这种既有汇报又有请示事项的行文事宜？

一、公文的概念

（一）狭义的公文

法定的公文，即国家行政机关公文，是国家行政机关在行政管理过程中形成的有法定效力和规范体式的文书，是依法行政、进行公务活动的重要工具。

这里的"规范体式"与"应用写作格式的规范性"是一致的。

（二）广义的公文

公务文书的简称。除了狭义公文之外，还包括许多类型。如以单位性质为划分标准，广义的公文可分为党政机关公文、企事业单位公文、社会团体公文。

公文、文书、文件之间的联系与区别：文书包括公务文书和私务文书。私务文书指个人在从事政治、经济等各种活动过程中，与他人来往联系过程中形成的各种文书。

狭义的文件指印有固定版头、有法规性、知照性的公文，即俗称的红头公文；广义的文件还包括人们在工作、政治学习中形成的可以用作依据、凭证和参考的各种书面材料，如身份、户籍、房地产等的证明材料都可作为广义的文件。

二、公文的作用 📱微课 1

公文的作用，大体可以概括为四个方面。

（一）领导和指导作用

1. 领导作用 公文具有记录、传达领导机关意图、工作安排，使下级机关按上级机关的文件认真贯彻执行的作用。

如中共××省市场监督管理局党组《关于开展第二批"不忘初心、牢记使命"主题教育的通知》对省局下属的各地、市局以及直属事业单位所发挥的作用。

2. 指导作用 上级机关通过公文向请示问题的下级机关表示看法、态度，提出指导性意见、措施，批复给下级时发挥的作用。

如《××省物价局财政厅教育厅关于进一步规范全省公办普通高中收费管理有关问题的通知》对××省各地市教育局、普通高中收费管理所起的作用。

领导作用强调的是强制性，指导作用强调的是参照性。

（二）传达和教育作用

1. 传达作用 国家权力机关、行政机关制定的法律、法规、制度规定，往往以公文的形式下发。如《国务院关于印发个人所得税专项附加扣除暂行办法的通知》。

2. 教育作用

（1）公文中的通报（表扬、批评）、决定（如学生处理）、通知，在表彰先进、鞭策惩处落后的过程中起到教育作用。如《关于向×××同志学习的通知》所起的作用。

（2）有些公文既起到传达国家方针政策，又能提高干部群众认识和统一思想的教育作用。如《关于全民所有制企业公司制改制企业所得税处理问题的公告》所起的作用。

（三）桥梁和纽带作用

如国家权力机关、行政机关、社会团体进行工作时，公文所具有的如下作用。

（1）传达上级决定、指示给下级。

（2）下级用报告、请示向上级汇报情况、请示问题。

（3）平级、不相隶属机关商洽、委托代办工作。

桥梁、纽带作用可概括为"上传下达"，指公文可以协调相关单位之间的合作，提高工作效率，使工作有序开展。

（四）凭证、依据作用

（1）公文能发挥凭证、依据作用的前提是公文有法定作者、特定格式，具有极大的权威性。

（2）公文记载大量的相关政治、经济、文化、教育、科学、技术信息，经整理、立卷、归档后，除可以发挥领导和指导作用、传达和教育作用、桥梁和纽带作用外，还可为各级机关工作人员研究解决工作中遇到的问题提供参考，为后代研究人员提供历史凭证。

三、公文的分类

（一）党政机关公文

2012年4月16日，中共中央办公厅、国务院办公厅以中办发〔2012〕14号印发《党政机关公文处理工作条例》，规定了15种党政机关公文。

1. 决议　如2019年11月7日政协第十三届全国委员会常务委员会第九次会议通过的《关于学习贯彻中国共产党第十九届中央委员会第四次全体会议精神和中央政协工作会议精神的决议》。

2. 决定　如2018年12月21日国务院通过的《国务院关于在海南博鳌乐城国际医疗旅游先行区暂时调整实施〈中华人民共和国药品管理法实施条例〉有关规定的决定》。

3. 意见　如2020年6月30日下发的《国务院办公厅关于推进医疗保障基金监管制度体系改革的指导意见》。

4. 通知　如2020年7月16日国务院办公厅印发的《国务院办公厅关于印发深化医药卫生体制改革2020年下半年重点工作任务的通知》。

5. 通报　如2020年3月18日国家市场监督管理总局办公厅下发的《市场监管总局办公厅关于2019年第二批玩具等16种网售产品质量国家监督专项抽查情况的通报》。

6. 公报　如2019年10月31日，中国共产党第十九届中央委员会第四次全体会议通过的《中国共产党第十九届中央委员会第四次全体会议公报》。

7. 报告　如《中共××职业学院党委关于开展"不忘初心，牢记使命"主题教育的报告》。

8. 请示　如2020年3月广药集团广州王老吉药业股份有限公司报国家市场监督管理总局的《关于消除广州杜芬健康产业有限公司企业注销状态的请示》。

9. 批复　如2006年3月31日国家质量监督检验检疫总局给湖南省质量技术监督局的《关于对医用多参数监护仪进行管理有关问题的批复》。

10. 函　如2016年1月15日国务院办公厅发给发展改革委的《关于同意建立服务业发展部际联席会议制度的函》。

> **请你想一想**
>
> 在日常工作过程中，为什么许多单位常会出现行文不符合规则的问题？

11. 纪要　如2012年10月25日中国民用航空局与山东省政府签署的《关于加快推进山东民航发展的会谈纪要》。

12. 命令（令）　如2019年9月4日，国务院总理李克强签署的任命贺一诚为中华人民共和国澳门特别行政区第五任行政长官的第719号中华人民共和国国务院令。

13. 公告

【例文】

市场监管总局关于坚决维护防疫用品市场价格秩序的公告

2020 年第 3 号

新型冠状病毒肺炎疫情发生以来，市场监管部门加强价格监督检查和指导，广大经营者恪守商业道德、依法诚信经营，积极组织防疫用品生产、保障销售，与全社会一道众志成城、抗击疫情，保持防疫用品市场价格秩序总体平稳。但也有少数经营者借防疫用品需求激增之机，哄抬口罩等相关商品价格，严重违背商业道德，严重违反价格法律法规。为打赢抗击疫情攻坚战、保护广大群众和合法经营者正当权益，依据《价格法》《价格违法行为行政处罚规定》等法律法规，现就加强口罩、消毒杀菌用品、抗病毒药品及相关医疗器械等防疫用品市场价格监管，维护防疫用品市场价格秩序有关事项公告如下：

一、凡捏造、散布涨价信息，大量囤积市场供应紧张的防疫用品，大幅度提高销售价格，串通涨价，以及其他违反价格法律法规的行为，各级市场监管部门要依法从严从重从快查处，典型案例及时予以公开曝光。

二、广大经营者要切实履行社会责任，严格依法经营，合法合理行使自主定价权，严格执行政府依法制定的价格干预措施和紧急措施，做到明码标价、诚信经营。

三、广大群众积极监督，发现串通涨价、哄抬价格或者其他价格违法行为的，及时拨打 12315 举报。

四、各地市场监管部门要加强价格监管工作力度，维护好市场秩序。

国家市场监督管理总局

2020 年 1 月 25 日

14. 通告

【例文】

卫生部 公安部
关于维护医疗机构秩序的通告

卫通〔20××〕7 号

为有效维护医疗机构正常秩序，保证各项诊疗工作有序进行，依照国家有关法律法规的规定，特通告如下：

一、医疗机构是履行救死扶伤责任、保障人民生命健康的重要场所，禁止任何单位和个人以任何理由、手段扰乱医疗机构的正常诊疗秩序，侵害患者合法权益，危害医务人员人身安全，损坏医疗机构财产。

二、医疗机构及其医务人员应当坚持救死扶伤、全心全意为人民服务的宗旨，严格执行医疗管理相关法律、法规和诊疗技术规范，切实加强内部管理，提高医疗服务质量，保障医疗安全，优化服务流程，增进医患沟通，积极预防化解医患矛盾。

三、患者在医疗机构就诊，其合法权益受法律保护。患者及家属应当遵守医疗机构的有关规章制度。

四、医疗机构应当按照《医院投诉管理办法（试行）》的规定，采取设立统一投诉窗口、公布投诉电话等形式接受患者投诉，并在显著位置公布医疗纠纷的解决途径、程序以及医疗纠纷人民调解组织等相关机构的职责、地址和联系方式。患者及家属应依法按程序解决医疗纠纷。

五、患者在医疗机构死亡后，必须按规定将遗体立即移放太平间，并及时处理。未经医疗机构允许，严禁将遗体停放在太平间以外的医疗机构其他场所。

六、公安机关要会同有关部门做好维护医疗机构治安秩序工作，依法严厉打击侵害医务人员、患者人身安全和扰乱医疗机构秩序的违法犯罪活动。

七、有下列违反治安管理行为之一的，由公安机关依据《中华人民共和国治安管理处罚法》予以处罚；构成犯罪的，依法追究刑事责任：

（一）在医疗机构焚烧纸钱、摆设灵堂、摆放花圈、违规停尸、聚众滋事的；

（二）在医疗机构内寻衅滋事的；

（三）非法携带易燃、易爆危险物品和管制器具进入医疗机构的；

（四）侮辱、威胁、恐吓、故意伤害医务人员或者非法限制医务人员人身自由的；

（五）在医疗机构内故意损毁或者盗窃、抢夺公私财物的；

（六）倒卖医疗机构挂号凭证的；

（七）其他扰乱医疗机构正常秩序的行为。

本通告自公布之日起施行。

20××年4月30日

15. 议案 如2018年3月9日国务院总理李克强提出的《国务院关于提请审议国务院机构改革方案的议案》。

（二）公文的分类方法及标准

1. 根据行文方向分类

（1）上行文 下级机关向上级机关报送的公文，如请示、报告。

（2）下行文 上级机关向下级机关下达的公文，如命令、决定、通知、通报、批复等。

（3）平行文 同级机关或不相隶属机关之间来往联系的公文，如函、议案、部分通知、通报、纪要。

2. 根据公文的机密情况分类

（1）秘密公文 分机密、绝密、秘密三种。

（2）非秘密公文。

3. 根据公文的内容分类

（1）指令性公文 如命令（令）、决定、批复等。

（2）知照性公文 如公告、通知、函等。

（3）报请性公文 如请示、报告等。

你知道吗

公文写作作为应用写作中最核心的部分，也经历了较长的在写作实践中不断规范和完善的过程，中华人民共和国成立后，我国公文写作所涉及的公文分类、写作规则进行过多次调整，许多人们习以为常但不够规范的行文规则也不断得到统一和规范，如 2012 年中共中央办公厅、国务院办公厅印发《党政机关公文处理工作条例》，就把原来分属党的语境、行政系统的公文合并为统一的党政公文进行规范。

四、公文的格式

（一）一般要求

公文的格式分眉首、主体、版记三大部分。

1. 眉首部分

（1）公文份数序号 用于机密、绝密公文，普通公文和一般秘密公文不用。是将同一文稿印制若干份时每份公文的顺序编号。作用是为公文的分发、清退、查找提供依据，便于对公文进行统计管理。要求左顶格，印于版心左上角第一行，使用阿拉伯数码编号，从 000001 开始，最多为十万份级，即 999999 份。

（2）秘密等级和保密期限 只有涉密公文需要。秘密等级简称密级，即对于文件内容机密程度的区分。一般分为绝密、机密、秘密，并用印章、注记方法在文件上标明。其目的是根据规定的工作制度，按照秘密等级，保存和使用文件。

密级标识用 3 号黑体，一般左顶格，两字间空 1 字；如需同时标识保密期限，秘密等级和保密期限间用"☆"隔开。

（3）紧急程度 分特急、急件两种情况。用 3 号黑体，右顶格，印制于版心右上角第一行。如需与秘密等级和保密期限同时标识，则下移到第二行。

（4）发文机关标识 公文制发机关的标记，由发文机关全称或规范化简称后加"文件"组成。如"中国共产党××职业学院委员会"的规范化简称为"××职业学院党委"。

发文机关标识的作用是表明公文的作者归属，显示正式公文的权威性与庄重性，表明公文性质或行文方向。

联合行文时，主办机关名称要放在前面，"文件"二字放在发文机关右侧，上下居中排列。

（5）发文字号　发文机关标识之下空 2 行，是发文字号的位置。发文字号由发文机关代字、年份和序号组成，使用 3 号仿宋体，居中排布；其中年份、序号使用阿拉伯数码标识；年份使用全称，用六角括号括入；序号不编虚位（1 不编为 001），不加"第"字。

发文字号的作用是为检索和引用公文提供专指性代号，以便于对公文进行统计和管理。联合行文时只标明主办机关发文字号。

（6）签发人　用于上报的公文必须标明签发人，其作用是表明机关发文的具体责任者，以督导各级领导认真履行职责，并为直接联系工作、迅速查询有关问题提供方便。其位置印于发文字号右侧。

2. 主体部分

（1）公文标题　于红色反线下空 2 行，小标宋字体，居中排布，宽度不超过版心；2 行以上的标题，回行时要做到词意完整，排列对称，间距恰当。

公文标题要做到准确简要地概括公文的主要内容并标明文种。除法规、规章名称加书名号外，一般不用标点符号。

（2）主送机关　公文的主要受理机关，应当用全称或规范化简称或统称，如各单位、各班级等。

主送机关位置在公文标题下空 1 行，左侧顶格，使用 3 号仿宋体标识，回行时仍顶格。

请你想一想
公文正文中序号的使用应该遵循哪些规划？

（3）公文正文　在主送机关名称的下一行，使用 3 号仿宋体，注意每个自然段开头要左空 2 字，回行要顶格。数字、年份不能回行。

一级标题使用 3 号黑体，一级标题序号使用小写汉字数字"一""二"，序号后使用顿号，一级标题后不加标点符号；一级标题后正文另起一段，每自然段左空 2 字。

二级标题使用 3 号楷体，二级标题序号使用带括号的小写汉字数字"（一）""（二）"，序号后不使用标点。若二级标题后正文不另起一段，二级小标题后需使用标点；若另起一段，则二级标题后不适用标点。

三级标题一般与正文不分段，字体、字号与正文一致，三级标题序号使用小写阿拉伯数码"1""2"，小写阿拉伯数码后使用英文半角句点符号，如"1.""2."。

（4）附件　公文如有附件，则在正文下空一行，左空 2 字，用 3 号仿宋体标识"附件"，后标全角冒号和名称。

附件如有序号，则使用阿拉伯数码，序号后加英文句点符号"."；附件标题后不加标点符号。

附件应当与公文正文一起装订，并在附件左上角第一行顶格标识"附件"，有序号时标识序号；附件序号与附件标题前后标识应当一致。

（5）成文时间及印章　用汉字将年、月、日标全；公文落款处不署发文机关名称，只标识成文时间即领导签发时间。加盖印章应上距正文 2~4mm，端正、居中下压成文时间，印章用红色。上不压正文、下不压版记。

（6）附注 公文如有附注，用 3 号仿宋体字，左空 2 字，加圆括号标识在成文时间的下一行。

3. 版记部分

（1）抄送机关 除主送机关外，需要执行或知晓公文的其他机关。公文如有抄送，必须左空 1 字用 3 号仿宋体标识"抄送"，后标全角冒号；抄送机关间用顿号隔开，回行时与冒号后的抄送机关对齐；在最后一个抄送机关后标句号。

（2）印发机关和印发日期 印发机关指具体主办、印发公文的部门。位于抄送机关之下占 1 行位置；用 4 号仿宋体。印发机关要左空 1 字，印发时间要右空 1 字。印发时间以公文付印的日期为准，用阿拉伯数码标识。

（二）其他要求

（1）文字要从左至右，横写横排。

（2）少数民族地区可使用通用少数民族文字，并按其习惯书写、排版。

（3）公文用纸的规格是 210mm×297mm。

（4）使用 4 号半角宋体阿拉伯数码标识，置于版心下边缘，单页码居右，双页码居左。空白页和空白页以后的页不标识页码。

公文如有附表，表格长宽比例与版心比例相同，阿拉伯数码要对齐数位；横排表格，应当将页码置于表格左侧，单页码置于表格左下角，双页码置于表格左上角；单页码表头在订口一边，双页码表头在切口一边。

（三）规范用语与专用词语

1. 公文的规范用语

（1）规范的书面语，不用口语词、方言词、土俗俚语。

（2）以双音节词为主。

2. 常用公文专用词语

（1）称谓用语 我局、你单位等。

（2）经办用语 经（查）等。

（3）引叙用语 近接、（收）悉等。

（4）期请用语 请、希、拟等。

（5）表态用语 同意、禁止等。

（6）征询用语 当否、妥否等。

（7）期复用语 请批示、请批准等。

（8）综述过渡用语 为此、故等。

（9）结尾用语 特此通知、特此通告等。

五、公文中的常用句式与介词结构

（一）公文中的常用句式

以陈述句为最多，其次是祈使句。

（二）公文中的常用介词结构

（1）表目的、原因的　为、为了、由于等。

（2）表对象、范围的　对、对于、关于、将、除了等。

（3）表根据、方式的　根据、依据、遵照、通过、在、随着等。

（4）"将"字结构　现将、拟将等。

六、公文中的修辞手法

公文的行文目的不求生动，而求明确、通顺、简洁、平允，因此不刻意追求辞藻的华丽和修辞手法的繁复。但公文不完全排除修辞手法的使用，使用较多的主要有引用、借代、排比和反复。

七、公文的行文方式与规则 📱微课 2

（一）公文的行文方式

1. 逐级行文　上行文的最基本方式，除上级部门明确要求外，不得越过自己的上级部门行文。

2. 多级行文　发文机关可以同时向自己的直接上级部门、下属部门行文。

3. 直达行文　上级领导机关可以直接将文件下发到基层，让广大群众知晓，如通过报纸、电视、广播等方式传达的各种文件等。

（二）公文的行文规则

（1）只有在办理重要事项且确有必要时，才可以以发布公文的方式处理。

（2）根据隶属关系、职权范围行文，不得越级请示、报告。

（3）政府各部门依职权可相互行文，可向下一级政府相关业务部门行文。如山东省财政厅可以向威海市政府的各相关业务部门行文。除函外，政府各部门一般不得向下一级政府行文，如山东省财政厅不可向威海市政府行文，只能由山东省人民政府发文。

（4）部门内设机构一般不得行文。部门内设机构不具备法人资格，没有独立的法人意志，一般不得以本机构的名义行文，必须由设立该机构的部门代为行文。

（5）多个部门可以联合行文。

（6）联合行文应明确工作主办部门。

文件所涉及工作由哪个部门主办，文件就由哪个部门行文并编号，如山东省的财政、人力资源和社会保障部门联合行文，依职权范围应由财政部门主办的，文件一般编"鲁财字〔200×〕×号",由人力资源和社会保障部门主办的,一般编"鲁人社字〔200×〕×号"。

(7) 必须经政府审批的事项,经政府同意也可由政府组成部门行文,但在正文中应注明经政府同意或授权。

(8) 属两部门共同管辖的事务,部门之间未经协商一致,不得各自向下行文,以防止政出多门、相互矛盾。这也是为什么联合行文以最后一部门同意签发并盖章的时间为文件生效时间的原因。

(9) 向下级机关的重要行文,应同时抄送直接上级机关及下级机关的直接上级机关。如山东省市场监督管理局批准下属高校发展规划的文件要同时抄送国家市场监督管理总局,山东省财政厅下发给学校的有关规范学生收费管理工作的文件要同时抄送学校的主管部门山东省教育厅。不得向下级机关抄送文件。

(10) 请示应一文一事,只写一个主送机关。

(11) 请示、报告不得混用,报告中不得同时有请示事项。

(12) 除上级机关负责人直接交办的事项外,不得以机关名义向上级机关的负责人个人报送请示、意见和报告。

(13) 受双重领导的机关向上级机关行文,应同时写明抄送机关。

你知道吗

单位公文的一般形成过程如下:①由单位主办该项工作的部门根据领导授意或工作需要起草公文,具体由工作人员负责起草,部门领导进行审核;②由该项工作涉及的部门会签;③由单位办公综合部门文秘人员审稿、办公综合部门领导核稿;④由单位分管主办该项工作的部门副职会签,必要时涉及该项工作所有部门的单位分管副职均需会签;⑤由单位主管领导签发;⑥由单位办公综合部门付印、校对、用印、分发、存档等。

目标检测

一、选择题

1. 以单位性为划分标准,广义的公文可分为(　　)。

　　A. 党政机关公文　　　　　　　　B. 企事业单位公文

　　C. 社会团体公文　　　　　　　　D. 工会机关公文

2. 公文的作用有(　　)。

　　A. 领导和指导作用　　　　　　　B. 传达和教育作用

　　C. 桥梁和纽带作用　　　　　　　D. 凭证和依据作用

3. 下列属于公文文种的有(　　)。

A. 决议　　　　　B. 报告　　　　　C. 请示　　　　　D. 述职报告

4. 公文的格式分为（　　　）。

A. 眉首　　　　　B. 主体　　　　　C. 结尾　　　　　D. 尾部

E. 版记

5. 公文的秘密等级包括（　　　）。

A. 秘密　　　　　B. 机密　　　　　C. 绝密　　　　　D. 一般秘密

二、思考题

1. 如何区分文书和文件？

2. 如何理解公文的领导和指导作用？

3. 公文中常用的专用词语有哪些类别？

4. 公文中常用的介词结构有哪些？

5. 公文的行文方式有哪些？

书网融合……

　微课1　　　　　微课2　　　　　划重点　　　　　自测题

学习目标

知识要求

1. **掌握** 报请性公文的概念、特点、类别及写作基本要求。

2. **熟悉** 撰写报请性公文应注意的问题。

3. **了解** 请示和报告的异同。

能力要求

1. 能够熟练掌握请示和报告的撰写要求。

2. 学会根据写作目的和要求正确选择运用请示或报告文种；运用请示解决请上级机关审核批准、给予明确指示、给予帮助和解答说明、裁决重大分歧等具体问题；运用报告解决向上级汇报工作、反映情况和问题、陈述意见、提出建议、答复询问等问题。

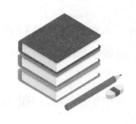

实例分析

实例

关于增加卫生事件应急经费的请示

县卫生局：

今年2月份以来，我国××、××等省相继报告H7N9人禽流感病例，该病传染性强，病程进展迅速，病死率高，严重影响人民群众身心健康，4月份我省也相继发现人感染H7N9禽流感确诊病例2例，随着当前疫情发展趋势，我县属麻鸡养殖大县，H7N9疫情在我县发生的可能性极高，为积极应对随时可能出现的H7N9人禽流感疫情，确保各项防控措施科学、规范、有效，我中心承担着全县的疫情监测、突发公共卫生事件处置等重要工作，目前已制定防控技术方案和处理流程，对相关专业人员开展了专题培训，并加强了对医疗机构和活禽市场从业人员的监测及督导等各项疫情防控应对措施的落实，现我中心应急物资大多陈旧老化，特别是消杀药品几乎过期失效，很难满足扑灭疫情需要，应立即进行更新和补充，但我中心自筹经费严重不足，在一定程度上影响了我县卫生应急工作的进一步落实。为此，特请求拨给我中心H7N9人禽流感防控应急物资工作经费12万元。

以上请示当否，请批示。

20××年10月14日

问题　1. 上文要解决的主要问题是什么？

　　　2. 它在格式上有什么特殊之处？

　　　3. 它在结构上包括几部分？

公文中有一类很重要的叫报请性公文。报请性公文主要包括报告和请示两类。

一、报告

（一）报告的概念、作用和特点

1. 报告的概念　报告是机关单位向上级机关汇报工作，反映情况，提出意见或者建议，以及答复上级机关询问的陈述性公文。

2. 报告的作用　报告属于上行公文，应用相当广泛。

（1）用于定期或不定期地向上级机关汇报工作，反映本部门、本单位贯彻执行各项方针、政策、指示的情况，反映实际工作中遇到的问题，为上级机关制定方针、政策，或者做决策、发指示提供依据。

（2）用于向上级机关陈述意见，提出建议，如针对本地区、本单位、本部门带有普遍意义或倾向性的问题，提出解决的途径，为上级机关当好参谋。

（3）用于答复上级机关的询问，使上级机关在全面掌握情况的基础上，准确、有效地指导工作。

但是，在日常公务活动中，经常出现"报告"与"请示"混用的情况。如某机关计划开展一项新工作项目但未列入经费预算，按行政工作程序应该向上级主管部门"请示"，却使用"报告"来请求拨付；某单位上半年在某项改革中取得了重大进展，产生了良好的社会反响，上级主管部门要求该单位行文详细汇报情况，该单位在给上级机关打"报告"的同时，在报告中提出了要求增加编制的请求，这些都显然属于文种的混用。

请你想一想

在日常工作过程中，我们常面临向上级部门汇报情况的任务，那么用什么样的公文文种能比较顺畅地解决这一问题？

3. 报告的特点

（1）行文的单向性　报告是下级机关向上级机关行文，旨在为上级机关提供情况，一般不需要受文机关"批复"，属于单向行文。

（2）表达的陈述性　报告是用于汇报工作、反映情况的，上级机关能否比较全面地了解下级机关的情况，并综合各下属单位的情况对全局工作作出决策，在很大程度上取决于下级机关能否适时地汇报工作，真实、全面、具体地陈述本部门、本单位在贯彻执行各项方针、政策的情况。譬如某一阶段做了哪些工作，每项工作是怎样开展的，取得了哪些成绩，存在什么问题等。

即使是提出意见、建议，或者在答复上级的询问时会有一些议论文字，也是在大量陈述情况的基础上所做的适当分析，其基本表达手法仍是叙述和说明。

你知道吗

有些专业部门使用的报告文书，例如调查报告、审计报告、咨询报告、立案报告、评估报告等，虽然标题中也有"报告"二字，但其概念、性质和写作要求与行政公文中的报告不同，不属于行政公文范畴，不应与之混淆。

（二）报告的分类

根据性质的不同，报告可以分为综合报告和专题报告两种；根据时间期限的不同，可以分为定期报告和不定期报告两种；根据内容的不同，可以分为工作报告、情况报告、建议报告、答复报告和递送报告等。

1. 工作报告 主要是指向上级机关或重要会议汇报工作情况的报告，用以总结工作，反映某一阶段、某个方面贯彻落实政策、法令、指示的情况。

如国务院总理李克强于 2018 年 3 月 5 日在第十三届全国人民代表大会第一次会议上作出的《政府工作报告》。

2. 情况报告 主要用于向上级反映工作中的重大情况、特殊情况和新动态等，以便上级机关根据情况，及时采取措施，指导工作。如 2020 年 1 月 18 日，受××省人民政府委托××省财政厅在××省第十三届人民代表大会第三次会议上作出的《关于××省 2019 年预算执行情况和 2020 年预算草案的报告》。

3. 建议报告 机关单位根据工作中的情况动向和存在问题向上级机关提出具体建议、办法、方案的报告。如国家市场监督管理总局上报给国务院的《关于进一步加强药品质量监督检验工作的报告》。

4. 答复报告 针对上级机关向下级机关提出的询问或要求，经过调查研究后作出的陈述或说明性回答。如××市人民政府答复省政府的《关于治理××市药品监督管理中存在问题的报告》。

5. 递送报告 以报告的形式，向上级呈报其他文件、物件的说明性文件。如××市市场监督管理局向市政府上报的《关于报送 2018 年工作总结暨 2019 年工作要点的报告》。

（三）报告的结构、内容和写法

报告由首部、正文和尾部三部分组成。

1. 首部 主要包括标题和主送机关两项内容。

（1）标题 报告标题常见的形式有两种：①由发文机关、事由和文种构成，如《××市市场监督管理局关于加强药品食品监督管理工作情况的报告》；②由事由和文种构成，如《政府工作报告》等。

（2）主送机关 报告的主送机关一般是一个，也可以是几个。

2. 正文 主要由开头、主体和结语三部分组成。

（1）开头 交代报告的缘由，要概括地说明报告的目的、意义或根据，然后用"现将××情况报告如下："一语过渡到下文。

如《关于纠正部门和行业不正之风工作要点的报告》，缘由部分讲了两层意思：①关于坚决纠正不正之风的重要意义；②说明总结过去一年来这方面工作的目的，是为了在新的一年里作出更大成绩。

（2）**主体**　用来陈述、说明报告事项。一般包括两层内容：①工作情况及问题；②进一步开展工作的意见。

如××市市长×××于2019年在××市第××届人民代表大会第二次会议上作出的《政府工作报告》，其主体部分谈了三个问题：①2019年该市各项工作取得明显成效，改革开放和经济建设进入了一个新的发展阶段；②努力做好2019年工作，进一步加快该市经济建设和社会发展的步伐；③积极推进改革，扩大对外开放，促进建立社会主义市场经济新体制。其中，第一个问题是总结全市2019年在改革开放中的工作情况，所取得的成就和存在的问题，第二、三个问题分别提出下一年进一步加快该市经济建设和社会发展的具体安排意见。

在不同类型的报告中，正文报告事项的内容可以有所侧重。

工作报告在总结情况的基础上，重点提出下一步工作安排意见，大多采用序号、小标题区分层次，如前文所举的例子；情况报告的重点应放在情况的介绍上，通过概括的陈述及恰当的分析，揭示工作中存在的主要问题，然后提出意见或建议；建议报告的重点应放在建议的内容上，也可以采用标序列述的方法；答复报告则是根据真实、全面的情况，按照上级机关的询问和要求回答问题，陈述理由；至于递送报告，只需要写清楚报送的材料（文件、物件）的名称、数目即可。

（3）**结语**　根据报告种类的不同一般都有不同的程式化用语，应另起一段来写。工作报告和情况报告的结束语常用"特此报告"；建议报告常用"以上报告，如无不妥，请批转各地执行"；答复报告多用"专此报告"；递送报告则用"请审阅""请收阅"等。

3. 尾部　写明成文时间，然后加盖单位公章。

（四）撰写报告应注意的问题

1. 材料要真实　向上级机关汇报工作应该本着实事求是的态度，如实汇报。无论是成绩还是失误，都应该全面、真实地反映，不能报喜不报忧，也不能夸大和虚构。上报的公文应该在调查研究、全面掌握本单位情况的基础上撰写。

2. 主旨鲜明　报告的内容一般涉及的面宽且复杂，很容易写得篇幅较长而又重点不够突出，流于泛泛而谈。这就要求在撰写时，力求写得观点鲜明、简洁、深刻。

如写年终工作报告，要善于用事实说话、用数据说话，加上适当的分析评论以增加其立意深度和说服力。

3. 准确使用文种　尤其应当注意不要与请示混用。报告事项不得夹带请示事项，否则会因报告不需批复而影响请求事项的处理和解决。

【例文】

××自治县食品药品监督管理局
关于开展"放管服"改革工作情况的报告

××市人民政府：

在"放管服"改革工作中，我局全面开展了各项任务的落实。及时对市政府下放的行政审批事项按要求进行了承接；按"应减必减、应放必放"的原则，将《食品流通许可证》和《餐饮服务许可证》统一合发为《食品经营许可证》；编制公布了我局公共服务事项目录及办事指南；动态调整了权力清单、责任清单；全面推行了"双随机—公开"监管；扎实推进了"两集中、两到位"及重点领域从严监管等一系列具体措施，"放管服"改革总体进展情况良好。

一、明确任务，精准对应

为认真贯彻国务院、省政府推进简政放权放管结合优化服务改革电视电话会议精神和市政府推进简政放权放管结合优化服务改革工作会议精神，推动全县食品药品监管简政放权、放管结合、优化服务改革工作向纵深发展，根据《××县2016年推进简政放权放管结合优化服务改革工作方案》（天政发〔2016〕235号）和《××县行政审批制度改革工作领导小组办公室关于2016年全县推进简政放权放管结合优化服务改革任务实行清单管理和月通报制度的通知》（天审改办发〔2016〕5号）要求，我局及时制定并认真执行了……

二、强化措施，狠抓落实

（一）根据《××市人民政府关于公布市政府部门2016年第三批取消下放调整行政审批项目等事项的决定》（××发〔2016〕195号），我局积极开展了……

（二）制定了承接事项即药品经营（零售和零售连锁）许可证核发、变更、换发（GSP认证）的权力清单、权力事项、责任清单，对其子项即药品经营核发、变更、换发进行了拆分，并上报县审改办审核通过。同时……

三、下一步工作打算

下一步，我局将进一步推进简政放权放管结合优化服务改革工作，尽力克服在工作中遇到的具体困难，加大双随机抽查力度及覆盖率，减少行政审批内部运行环节，提高窗口即办比率，强化事中事后监管，严厉打击在食品药品行业存在的违法违规行为，为广大人民群众的饮食用药安全保驾护航。

××县食品药品监督管理局

2017年3月9日

二、请示

（一）请示的概念、作用和特点

1. 请示的概念 请示是向上级机关请求决断、指示、批示或批准事项所使用的呈批性公文。

2. 请示的作用 请示属于上行公文，其应用范围比较广泛。如下级机关遇到涉及方针、政策等方面的重大问题，必须报请上级机关审核批准时；下级机关在工作中遇到新情况、新问题，无章可循，需要上级机关给予明确指示时；下级机关遇到无法解决的具体困难，包括人力、物力、财力等方面的问题，需要上级给予帮助解决时；下级机关对现行政策、方针、法规等有疑问，需要上级予以解答说明时；下级机关因重大问题有意见分歧，需要上级机关裁决时，都可以使用。

请你想一想

在日常工作过程中，我们常面临请求上级部门帮助本单位解决困难的任务，那么用什么样的公文文种能比较顺畅地解决这一问题？

3. 请示的特点

（1）针对性　不是任何事项都可以向领导机关行文请示。凡属本机关职权范围内应该解决和有能力解决的问题，就不应该再去请示上级领导机关。只有本机关单位权限范围内无法决定的重大事项，如机构设置、人事安排、重要决定、重大决策、项目安排等问题，以及在工作中遇到新问题、新情况或克服不了的困难，才可以使用请示。

（2）单一性　一文一事；一般只写一个主送机关，即使需要同时送其他机关，也只能用抄送形式。

（3）时效性　请示是针对本单位当前工作中出现的情况和问题，要求得到上级机关指示、批准，如能及时发出，就会使问题及时得到解决。而如果延误时机，问题的性质有可能发生变化，即使上级机关做了批复，也会因失去了针对性而变得毫无意义。

（4）呈批性　上级机关对呈报的请示事项，无论同意与否，都必须给予明确的"批复"回文。它不像报告只需要上级机关知道、了解即可，而是要求上级表态。只有上级机关对请示批复了，下级机关才能根据"批复"意见展开工作。

需要强调的是，无论是党的机关还是行政机关，一般均不得越级请示。确因特殊情况必须越级请示时（比如说上级机关要求），必须抄送被越过的上级机关。

（二）请示的分类

根据内容、性质的不同分为三类。

1. 请求指示性请示　下级机关在工作中遇到新情况、新问题，无章可循，或下级机关对现行方针政策、法规等有疑问，或下级机关因重大问题有意见分歧，需要得到上级机关指示的请示，都属于请求性指示。

2. 请求批准性请示　下级机关就有关重大问题的决定、决策，或者工作中遇到具体困难，自己无法或无权解决，请求上级机关批准、解决所用的请示。如××省质量技术监督局给总局的《关于压力表检定有关问题的请示》。

3. 请求帮助性请示　下级单位在运行或处理公务过程中遇到难以解决的问题，需请求上级主管部门给予经费、人员或政策等方面的帮助时所使用的请示。如《关于增加人员编制及经费的请示》等。

你知道吗

单位工作中经常会产生报告与请示混用的情况，其原因主要有两方面：一是中华人民共和国成立后，报告工作和请示问题曾经作为"报告"一种文种使用过，当时尚无"请示"这种文种，所以"报告"的适用范围也就包括工作中的"报告"和"请示"两项内容。直到国务院办公厅 1987 年 2 月 18 日发布、1993 年 11 月 21 日修订《国家行政机关公文处理办法》，在总结历史经验的基础上，才决定将"报告"和"请示"分列为两类两种公文。这就从历史的原因上给人们造成一种误解，以为这两种公文文种的区别不是很严格。二是由于同属上行文，结构形态相似，而有关人员对报告和请示的概念、特点、性质、适用范围等基本知识不够清楚，常常没有仔细辨别究竟该用什么文种，而是想当然，觉得无非是要让上级知道情况做决定，所以该用"请示"的用了"报告"。

（三）请示的结构、内容和写法

请示由首部、正文和尾部三部分组成。

1. 首部 主要包括标题和主送机关两项内容。

（1）标题 请示标题常见的形式有两种：①由发文机关、事由和文种构成，如《××乡人民政府关于×××的请示》；②由事由和文种构成，如《关于开展春节拥军优属工作的请示》。

（2）主送机关 请示需主送负责受理和有权答复该文件的机关，每件请示只能写一个主送机关，不能多头请示，如需同时送其他机关，应当用抄送形式送达。除上级领导直接交办的事项外，不得直接呈送领导者个人。

2. 正文 主要由请示缘由、请示事项和结语三部分组成。

（1）缘由 请求事项能否成立的前提条件，也是上级机关批复的根据。原因讲得客观、具体，理由讲得充分、合理，上级机关才好及时决断，予以有针对性的答复；缘由写得含糊笼统或者套话满篇，上级就无法掌握你的具体难处，从而影响问题的及时处理。

特别是下级机关遇到的具体困难，请求上级机关给予帮助解决的请示，理由写得是否充分、恰当、具体，一般来说是决定上级机关"批复"态度的关键。

如果属于请求核准、审批一类的请示，主要是为了履行规定程序，请求上级把关，缘由可以写得概括一些。

（2）请示事项 向上级机关的具体请求，也是陈述缘由的目的所在。这部分内容要单一，只宜请求一件事。至于一件事涉及几个方面，实质上还是一件事，还是允许的。另外，请求事项要写得具体、明确、条项清楚，以便上级机关给予明确批复。

有的请示，其事项本身涉及的方面比较多，一般都采用序号或小标题形式来分项表述。如《关于建立××机构有关问题的请示》事项部分分列了三个问题：①关于建立××机构的必要性；②关于组建××机构的一些原则；③关于××机构的筹建工作及进度安排。

（3）结语 应另起一段。习惯用语一般有"当否，请批示""妥否，请批复""以上请示，请予审批"或"以上请示如无不妥，请批转各地区、各部门研究执行"等。

3. 尾部 包括发文机关署名和成文时间。

【例文】

关于请求在××县建立食品药品快速检测中心的请示

××省食品药品监督管理局：

　　××县位于××省东北部，××市西部，全县总面积4214.68平方公里，人口157万，列全省第一位。辖29个乡镇，2个水库管理局，494个行政村。全县现有餐饮服务企业3000余家、保健食品、化妆品经营企业200余家，县级医疗机构6家，乡镇卫生院39家，药品批发企业5家、药品零售企业120余家。为加强食品药品监管的技术支持，保障公众饮食用药安全，特请求在我县建立食品药品快速检测中心。

　　一、硬件设施

　　在县城内建设面积约600平方米的规范实验室用于检测中心办公之用，需要建设经费450万元。

　　二、检测项目和设施设备

　　……

　　当否，请批示。

2016年6月17日

三、请示与报告的异同 📱微课

　　请示与报告在发文机关、主送机关、针对事项、文种性质以及文章结构等方面存在着许多相似之处，这是长期以来人们难以正确区分和使用两种公文的根本原因。

　　鉴于上述情况，有必要将"报告"和"请示"做认真的区分与比较。两种公文有很明显的差异点。

（一）性质不同

　　报告是陈述性公文；请示则是呈批性公文。

（二）行文时间不同

　　报告是在工作结束后或工作正在进行中行文；而请示则必须要在事前行文。

（三）行文目的不同

　　报告的目的在于汇报工作，反映情况，提出意见或建议，回答上级机关询问，以便上级机关了解本单位情况，能够有针对性地予以指导；而请示的目的，是为解决某一问题，请求上级机关作出指示或予以批准。

（四）主送机关不同

　　报告的宗旨在于为上级机关提供信息，不是为了让其批复，因而允许多头主送，即可以向一个、两个或两个以上的上级机关发文；而请示要求只能写一个主送机关，不允许多头请示。

（五）事项的多少不同

　　报告的事项可以是一件，如专题报告，也可以是多件，如综合报告，其容量比请示大一些，而请示的内容，必须遵循"一文一事"的原则，以免因事项较多，需要多个主送机关拍板，致使公文陷入长途旅行的困境，贻误工作。

（六）答复的形式不同

报告不要求上级机关回复。当上级机关看到报告后，他们可以根据报告的内容，采用不同的形式予以处置，如可以修订、完善方针、政策、规章、制度，可以发指示、做批示，可以批转下发，还可以到基层单位调查研究、总结经验教训等。而请示则要求上级机关及时批复回文，给予明确答复，下级机关只有得到上级机关的批复认可才能执行，不得先斩后奏。

你知道吗

请示要求"一文一主送""一文一事"，要求只能根据工作隶属关系确定一个主送机关，不允许多头请示，以免因主送机关之间的推诿，耽误所请示问题的及时解决，如确需同时呈送其他上级机关，应当用抄送形式发出。请示必须遵循"一文一事"原则，以免因事项较多，影响最后被批准事项的落实。

目标检测

一、选择题

1. 报告的作用有（　　）。
   A. 汇报工作　　　　　　　　　　B. 反映情况
   C. 提出意见或者建议　　　　　　D. 答复上级机关询问

2. 报告的特点有（　　）。
   A. 行文的单向性　B. 表达的陈述性　C. 行文的多向性　D. 表达的情感性

3. 根据性质的不同，报告可以分为（　　）。
   A. 综合报告　　　B. 专题报告　　　C. 定期报告　　　D. 不定期报告

4. 根据内容的不同，报告可以分为（　　）。
   A. 工作报告　　　B. 情况报告　　　C. 建议报告　　　D. 答复报告
   E. 递送报告

5. 请示的作用有（　　）。
   A. 请求决断　　　B. 请求指示　　　C. 请求批示　　　D. 请求批准

6. 请示的特点有（　　）。
   A. 针对性　　　　B. 单一性　　　　C. 时效性　　　　D. 呈批性

7. 根据内容、性质的不同，请示可以分为（　　）。
   A. 请求指示性请示　　　　　　　B. 请求批准性请示
   C. 请求帮助性请示　　　　　　　D. 请求回复性请示

二、思考题

1. 请示与报告的相同点有哪些？

2. 请示与报告的不同点有哪些？

3. 撰写报告时应注意的问题有哪些？

书网融合……

微课　　　　　划重点　　　　　自测题

▶▶ 第五章　知照性公文的写作

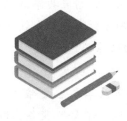

学习目标

知识要求

1. **掌握**　知照性公文的概念、特点、类别及写作基本要求。
2. **熟悉**　撰写知照性公文应注意的问题。
3. **了解**　公告和通告的异同。

能力要求

1. 能够熟练掌握通知、通报、公告和通告的撰写要求。
2. 学会根据写作目的和要求正确选择运用通知、通报、公告和通告文种；运用通知批转、转发文件，传达和晓喻相关事项；运用通报完成单位表彰、批评、传达重要事项；运用公告向国内外宣布重要事项、法定事项；运用通告公布在一定范围内应遵守和周知的事项。

🖙 实例分析

实例

市场监管总局等六部门

关于进一步优化企业开办服务的通知

国市监注〔2020〕129号

各省、自治区、直辖市及计划单列市、新疆生产建设兵团市场监管局（厅、委）、发展改革委、公安厅（局）、人力资源社会保障厅（局）、住房和城乡建设厅（委），国家税务总局各省、自治区、直辖市、计划单列市税务局，直辖市、新疆生产建设兵团住房公积金管理中心，国家税务总局驻各地特派员办事处：

为贯彻落实党中央、国务院决策部署，深化"放管服"改革，持续打造市场化、法治化、国际化营商环境，现就进一步优化企业开办服务、做到企业开办全程网上办理有关事项通知如下：

一、切实做到企业开办全程网上办理

（一）全面推广企业开办一网通办……

（二）进一步深化线上线下融合服务……

（三）不断优化一网通办服务能力……

二、进一步压减企业开办时间、环节和成本

（一）进一步压缩开办时间……

（二）进一步简化开办环节……

（三）进一步降低开办成本……

三、大力推进电子营业执照、电子发票、电子印章应用

（一）推广电子营业执照应用……

（二）推进电子发票应用……

（三）推动电子印章应用……

各地相关政府部门要在地方党委、政府领导下，进一步健全完善企业开办长效工作机制，统筹协调推进优化企业开办流程、完善一网通办服务能力、强化部门信息共享等基础工作，提升企业开办标准化、规范化水平。要结合本地实际，制定具体措施，并及时向社会公布。要加强本地区企业开办工作的监督检查，定期分析企业开办数据，查找工作短板，改进工作措施。市场监管总局等有关部门将密切跟踪工作进展，指导督促各地抓好工作落实。

市场监管总局 国家发展改革委 公安部

人力资源社会保障部 住房城乡建设部 税务总局

2020 年 8 月 4 日

问题 1. 上文写作的主要目的是什么？

2. 它在结构上包括几部分？

知照性公文主要包括通知与通报、公告与通告等。

一、通知

（一）通知的概念、作用和特点

1. 通知的概念 通知是上级机关用来批转下级机关的文件、转发上级机关和不相隶属机关的公文，发布规章，向下级机关和有关单位传达需要办理周知或者共同执行的事项，以及用来任免和聘用干部的晓喻性公文。

2. 通知的作用 在众多的公文文种中，通知是一种使用范围广泛，使用频率极高的公文。它的主要作用有以下几个。

请你想一想

在日常工作过程中，机关、企事业单位要让自己所属的下级单位和个人知晓并了解相关的工作要求，应该使用什么样的公文文种并注意什么事项？

（1）用于批转文件 如国务院 2017 年 4 月 18 日向各省、自治区、直辖市人民政府、国务院各部和直属机构发出的《国务院批转国家发展改革委关于 2017 年深化经济体制改革重点工作意见的通知》，要求各地结合实际落实推广。批转针对的是下级部门来文。

（2）用于转发文件 转发上级机关的公文或者不相隶属机关的公文。如国务院办公厅于 2015 年 4 月 27 日发布的《国务院办公厅关于转发工业和信息化部等部门中药材保护和发展规划（2015—2020 年）的通知》。

（3）用于颁发或发布行政规章　各级行政机关依法制定的各种规章制度，包括条例、规定、办法、细则等都可以用通知发布。如 2020 年 1 月 13 日《市场监管总局关于印发〈国家市场监管重点实验室管理暂行办法〉〈国家市场监管技术创新中心管理暂行办法〉的通知》。

（4）用于向下级布置工作　传达上级指示，加强部门协作，安排部门工作。如市场监管总局等六部门发布的《关于进一步优化企业开办服务的通知》，就是为贯彻落实党中央、国务院决策部署，深化"放管服"改革，持续打造市场化、法治化、国际化营商环境，而就进一步优化企业开办服务、做到企业开办全程网上办理有关事项，要求有关部门切实履行职责，加强对这方面工作的管理。

（5）用于宣布任免和聘用干部　通知还可用于在单位内部公布干部任免情况。

3. 通知的特点

（1）广泛性　通知的广泛性表现在以下方面。

1）内容广泛　大到全国性的重大活动安排、批转文件、发布规章制度、下达指示，小到机关单位内部处理日常事务、告知一般事项、传递信息，都可以下发通知。

2）发文机关广泛　党政军机关、企事业单位、社会团体，都可以使用这一文种。

3）受文对象广泛　既可以是机关单位，也可以是普通公民；既可以是下级机关，还可以是不相隶属的平行机关。

（2）晓喻性　通知的主要功能首先在于告知，告诉受文对象有关事项；其次是提出要求，让受文对象在知晓通知内容后，按发文者的意图去办。知道了才好照办，所以一般来说，纯粹告知、打招呼的通知不多，大部分是为了提要求，告知只是一种方式、手段和必经程序。

（3）时效性　通知有一定的时效要求。所谓时效性，包含着两层意思：①时间期限；②通知本身的效力长短。

二者不能混为一谈。要求办理的事情，必须在限定的时间内完成，这是时限性要求的表现。即使是提出原则性规定的通知，也有其贯彻执行的时限要求，受文者不能拖着不办。

另外，通知的效力长短不一：有的通知因安排公务活动的具体事项而发，如开会通知，会期一到，通知也就失去了效力；而有的通知是用来部署某方面工作的。在这方面工作结束以前，无论时间长短，它都是有效力的，除非上级另行发文改变了原则和要求。

（二）通知的分类

根据执行要求时间的不同，通知可以分为一般性通知和紧急通知两种；根据内容的不同，通知则大体可以分为以下五类。

1. 批转、转发、颁发性通知　这类通知的划分依据是用途不同。这一类通知，分别与被批转、被转发、被颁布的原件构成一份完整的公文，其内容比较重要，命令性和规定性较强，要求下级机关认真贯彻执行。

2. 指示性通知　对某一事项作出具体规定，或对处理某一问题作出具体指示的通知。它一般都是上级机关需要对下级机关或所属单位下达指示，而内容又不适合用"命令"或"指示"等文种时使用的。如国家市场监督管理总局于 2020 年 7 月 16 日发布的《市场监管总局等 16 部门关于印发〈市场监管领域 部门联合抽查事项清单（第一版）〉的通知》，这类通知的政策性和指导性较强，也要求下级机关认真贯彻执行。

3. 事务性通知　用于安排一般具体事务的通知。如调整机构、启用印章、变更作息时间、安排节假日值班等所发的通知都属于这一类。这种通知应用广泛、内容单一，或者要求下级机关办理，或者需要有关单位周知，或者需要有关部门协助共同执行等。

4. 会议通知　各单位用以发出召开会议的通知。如《市场监管总局办公厅关于召开全国认证认可检验检测工作会议的通知》等。

5. 任免通知　上级机关任免下级机关的领导人员，或上级机关的有关任免事项需要下级或平级机关知道时所发出的通知。如××市人事局发出的《关于××同志任职的通知》等。

你知道吗

通知是我们在日常工作中经常见到的一种公文文种，它除了用于批转、转发文件，传达和晓喻相关事项外，还会使用于国家机关、企事业单位人事任免这样非常重要和严肃的场合。

任免通知是国家机关中上级机关对下级机关、群众告知有关用人事项的公文。它的目的是使下级机关和群众了解作出任免、聘用决定的机关、职位、相关依据，以及任免、聘用人员的基本信息和具体职务，使任免信息进一步公开化、透明化。

（三）通知的结构、内容和写法

通知由首部、正文和尾部三部分组成。

1. 首部　包括标题、发文字号和主送机关等项目内容。

（1）标题　通常有三种形式：①由发文机关、事由和文种构成，如《××市人民政府办公厅关于成立北大街建设改造指挥部的通知》；②由事由和文种构成，如《关于进一步加强物价管理的紧急通知》；③只写文种《通知》，常见于基层单位所发的事务性通知、会议通知。

有些情况特殊的通知，在标题中应写明性质，在"通知"前加上说明，如"紧急通知""补充通知""联合通知"等。

（2）发文字号和主送机关　与一般公文相同。

2. 正文　一般由开头、主体和结尾三部分组成，有的还有结语。开头主要交代通知缘由、根据；主体说明通知事项；结尾提出执行要求。有的通知单一，只用一个段落表述以上几层意思，有的通知内容比较多，可以用两个或两个以上段落表述。

不同类型的通知正文构成和写法有所不同。

（1）批转、转发、颁发性通知　比较简单，正文一般用一句话交代批转、转发、颁发的意见和通知要求。但有的正文也稍作展开，如《国务院关于批转全国物价大检查总结报告的通知》，正文首先用一句话概述对原件的意见以及通知决定、执行要求；然后阐述批转的缘由，也是通知决定的缘由，即"通货膨胀的形势依然严峻"，最后从抓好"菜篮子"工程，切实保护群众利益、安定人民生活方面提出通知要求。

（2）指示性通知　正文包括缘由、通知事项和执行要求三项内容，如果通知事项较多，可以标序列述。

（3）事务性通知　正文包括通知根据、通知事项和执行要求三项内容。由于内容单一，所以"通知事项"要写得具体明白，不能含糊不清。

（4）会议通知　正文包括通知缘由、通知事项和结语三项内容。缘由部分要概括交代召开会议的原因、目的、议题，通知事项部分要具体说明会议的内容、时间、地点、参加人员、议程以及其他有关事项。为了醒目，这部分内容常采用标序列述的方法直接标明通知事项，如"（一）会议内容；（二）会议时间；（三）会议地点……"结语部分常用"特此通知"等惯用语作结。

（5）任免通知　正文分两部分：①说明任免根据；②说明任免决定。任免决定包括任职、免职和既免又任等几种情况，要区别情况，写清被任、免职务人员的情况。至于任免原因，一般不需要展开说明或发表议论，以体现通知决定的权威性。

3. 尾部　包括发文机关署名和成文时间。

（四）撰写通知应注意的问题

1. 准确使用文种　批转性通知与批复不得混用：二者都是针对下级来文作出的指示性下行文，但批转性通知需附上被批转的原文作为一个复合性文件一并发布，而批复却不附被批复的文件。

2. 通知事项必须明确具体　下面的通知就有许多不明确的地方。

【例文】

通　知

我院第二届药品包装设计展览筹备会于 5 月 13 日 4：30 召开，希望各处室、系部届时派员参加。

学院办公室
2020 年 9 月 21 日

这个会议通知不规范的地方有三处。

（1）时间不规范　4：30如是凌晨时间，实际上一般是不会安排会议的，所以应改为"下午4：30"或"16：30"。

（2）没有会议地址　看到通知后也不知道到什么地方去参加。

（3）通告时间太急促　当天上午发通知，要求与会者下午开会，没有准备时间，而且有的人员不能参加却无法调整。

3. 实事求是、切实可行　要求办理和执行的通知，其通知事项应是下级经努力可以实现的；另外，通知时间要和执行时间衔接好，及时发送，以防下级无时间办理。

【例文】（批转性通知）

国务院批转国家发展改革委关于2017年

深化经济体制改革重点工作意见的通知

国发〔2017〕27号

各省、自治区、直辖市人民政府，国务院各部委、各直属机构：

国务院同意国家发展改革委《关于2017年深化经济体制改革重点工作的意见》，现转发给你们，请认真贯彻执行。

国务院

2017年4月13日

【例文】（转发性通知）

国务院办公厅关于转发工业和信息化部等部门

中药材保护和发展规划（2015—2020年）的通知

国办发〔2015〕27号

各省、自治区、直辖市人民政府，国务院各部委、各直属机构：

工业和信息化部、中医药局、发展改革委、科技部、财政部、环境保护部、农业部、商务部、卫生计生委、食品药品监管总局、林业局、保监会《中药材保护和发展规划（2015—2020年）》已经国务院同意，现转发给你们，请结合实际认真贯彻执行。

国务院办公厅

2015年4月14日

【例文】（颁发性通知）

市场监管总局办公厅关于印发

《餐饮服务食品安全操作规范宣传册》的通知

各省、自治区、直辖市及新疆生产建设兵团市场监管局（厅、委）：

为指导餐饮服务提供者全面落实《餐饮服务食品安全操作规范》（以下简称《规

范》）要求，推动《规范》更加准确、有效实施，市场监管总局编制了《餐饮服务食品安全操作规范宣传册》（以下简称《宣传册》），以漫画图解的方式对《规范》进行解读。《宣传册》既可以作为餐饮服务提供者的自学教材，也可以作为市场监管部门开展餐饮服务食品安全培训的辅助教材。

《宣传册》电子版可通过市场监管总局网站"总局文件"栏目下载，供你们在工作中参考使用。

市场监管总局办公厅

2020 年 6 月 11 日

【例文】（会议通知）

市场监管总局办公厅关于召开全国认证认可检验检测工作会议的通知

市监认证函〔2019〕265 号

各省、自治区、直辖市及计划单列市、副省级城市市场监管部门，新疆生产建设兵团市场监管局：

市场监管总局（认监委）定于 2019 年 2 月 26 日（星期二）在京召开全国认证认可检验检测工作会议。现将有关事项通知如下：

一、会议任务

学习贯彻党中央、国务院有关文件和全国市场监管工作会议精神，总结认证认可检验检测领域 2018 年度工作，分析当前形势，部署 2019 年度工作任务。

二、时间地点

时间：2019 年 2 月 26 日（星期二），2 月 25 日报到。

地点：北京会议中心（北京市朝阳区来广营西路 88 号）。

三、参会人员

（一）各省、自治区、直辖市及新疆生产建设兵团市场监管局（厅、委）分管局领导、认证认可检验检测处室主要负责人（分设的处室同时参会），计划单列市、副省级市市场监管局分管局领导。

（二）认证监管司、认可检测司领导班子成员、各处处长。

（三）认可中心、网安中心、认证认可技术研究中心、认证认可协会党政主要负责人。

（四）认证监管司、认可检测司其他人员及认可中心、网安中心、认证认可技术研究中心、认证认可协会班子其他成员列席上午大会。

四、其他事项

（一）请各单位于 2019 年 2 月 15 日前将参会回执（见附件）反馈认监委秘书处。

（二）请各参会人员严格落实中央八项规定，严格遵守会议纪律。参会人员着便装，保持整齐、庄重。

（三）会议将于 2019 年 2 月 26 日 16：30 结束，请参会代表合理安排返程时间。

联系人：×××　010 – ×××、×××。

附件：全国认证认可检验检测工作会议参会回执

市场监管总局办公厅

2019 年 2 月 3 日

【例文】（任免通知）

<h3 align="center">关于李××等同志职务任免的通知</h3>

各处室、车间：

经公司研究，任命李××同志为八车间主任，张××同志为二车间主任。

免去李××同志质监处副处长职务，免去张××同志机动处副处长职务。

特此通知。

××年××月××日（盖章）

二、通报

（一）通报的概念、作用和特点

1. 通报的概念　通报是国家机关、社会团体、企事业单位用于表彰先进、批评错误、传达重要精神或情况的公文。

2. 通报的作用　通报的应用也比较广泛，可以用于表扬好人好事、新风尚；也可以用于批评错误、总结教训，告诫人们警惕类似问题的发生；还可以用来互通情况、传达重要精神、沟通交流信息，指导推进工作。

3. 通报的特点

（1）典型性　不是任何人和事都可以作为通报的对象来写。通报的人和事总是具备一定典型性，能够反映、揭示事物的本质规律，具有广泛的代表性和鲜明的个性，使人受到启迪，得到教益。

（2）引导性　无论是表扬性通报、批评性通报，还是情况通报，其目的都在于通过典型的人和事引导人们辨别是非，总结经验，吸取教训，弘扬正气，树立新风。

（3）严肃性　通报的内容和形式都是严肃的。因为通报是正式公文，是领导机关为了指导面上的工作，针对真人、真事和真实情况制发的，无论是表扬、批评或通报情况，都代表着一级组织的意见，所以通报具有表彰鼓励或惩戒、警示的作用，其使用十分慎重、严肃。

（4）时效性　通报针对当前工作中出现的情况和问题而发。它们的典型性、引导性都是针对特定的社会背景而言的。随着客观情况的变化，一件在当时看来具有典型意义的事实，时过境迁，未必仍具有典型性。所以，要使通报真正发挥作用，就应抓住时机，适时通报。

（二）通报的分类

根据内容的不同，通报可以分为表彰性通报、批评性通报和情况通报。

1. 表彰性通报 用来表彰先进单位或个人，介绍先进经验或事迹，树立典型，号召大家学习的通报。

2. 批评性通报 用来批评、处分错误，以表示警戒，要求被通报者和大家吸取教训的通报。

3. 情况通报 在一定范围内传达重要情况和动向，以指导面上工作为目的的通报。

（三）通报的结构、内容和写法

通报由首部、正文和尾部三部分组成。

1. 首部

（1）标题 通常有两种形式：①由发文机关、事由和文种构成，如《市场监管总局办公厅关于 2019 年食品相关产品质量国家监督抽查情况的通报》；②由事由和文种构成，如《关于给不顾个人安危与盗窃犯顽强搏斗的计××同志记功表彰的通报》等。此外，也有少数通报的标题是在文种前冠以机关单位名称，如《中共中央纪律检查委员会通报》等。

（2）主送机关 与一般公文相同。

2. 正文 主要包括通报缘由、通报决定、通报的希望和要求等项目内容。

（1）表扬性通报 正文一般包括四项内容。

1）事件情况，概述表扬对象的先进事迹。由于它是作出通报决定的依据，所以要求把事件的来龙去脉、时间、地点交代清楚。如属于对一贯表现好的单位或个人进行表彰，事实叙述不但要做到清楚明白，而且要注意详略得当、重点突出。

2）通过客观分析，阐明所陈述事件的性质和意义。

3）通报决定。写的时候要注意把握分寸，态度鲜明。

4）明确提出希望和要求。

（2）批评性通报 这种通报在机关工作中使用得比较多。对一些倾向性的问题具有引导、纠正的作用。

批评性通报又分两种情况，具体如下。

1）对个人的通报批评。其写法和表扬性通报基本一致，先写错误事实，再分析评论，最后作出决定。

2）对国家机关或集体的批评通报。这类通报旨在通过对恶性事故的性质、后果，特别是对酿成事故的原因的分析，总结教训、启发受文者引以为戒，从而达到指导工作的目的，写法与表扬性通报略有不同：其正文主要包括叙写事实、分析原因、提出要求和改进措施等项目内容。

（3）情况通报　主要起沟通情况的作用，使下级单位和群众了解面上的情况，以便统一认识、统一步调，推动全局工作的开展。其正文主要包括两个方面内容：①通报情况；②分析并作出结论。

3. 尾部　包括发文机关署名和成文时间。

（四）撰写通报应注意的问题

1. 内容必须真实　通报的事实及所引材料，包括无形材料，即分析、评论，都必须真实无误。这就要求动笔前一定要做好调查研究工作，对有关情况和事例认真核对；其次要运用一分为二的观点，客观、深入地进行分析、评论，切忌片面化和绝对化，防止一种倾向掩盖另一种倾向。

2. 通报决定要恰如其分　要做到分析中肯、评价实事求是，结论准确公正。否则通报不但缺乏说服力，而且有可能产生副作用。

【例文】（表扬性通报）

司法部关于通报表扬×××等92名医务工作者的决定

各省、自治区、直辖市司法厅（局），新疆生产建设兵团司法局、监狱管理局：

当前，疫情防控工作进入最吃劲的关键阶段。根据司法部统一安排，司法行政系统92名医务工作者驰援××监狱系统抗击疫情。这些同志坚决贯彻落实习近平总书记关于做好疫情防控工作的一系列重要指示批示和党中央、国务院决策部署，主动请缨、冲锋在前，不畏风险、舍身忘我，用实际行动践行初心使命、履行责任担当，在监所疫情防控的大战和大考中，表现出了强烈的大局意识、全局观念和不怕牺牲、勇于奉献的崇高精神。

为表扬先进、鼓舞士气，进一步激励广大司法行政干警团结一心、英勇奋战，凝聚全力以赴、共克时艰的强大力量，司法部决定对×××等92名医务工作者进行通报表扬。

希望受到表扬的同志继续保持昂扬的斗志，坚定信心、不辱使命，全力以赴地投入抗击疫情和医疗救治工作中，与××省司法行政系统干警一道打赢这场疫情防控阻击战。各援派省司法厅（局）和××省司法厅要关心关爱他们的工作和生活，为他们解除后顾之忧，让他们心无旁骛地投入疫情防控工作。全国各级司法行政机关和广大司法行政干警要向他们学习，坚决贯彻落实习近平总书记关于疫情防控工作的一系列重要指示批示精神，主动担当、忠诚奉献，同心协力、再鼓干劲，以饱满的精神、高昂的斗志，全力以赴投入疫情防控工作中，为坚决打赢疫情防控阻击战贡献力量。

2020 年 2 月 22 日（司法部章）

【例文】（批评性通报）

××省安委会办公室
关于××市××医药化工有限公司"11·17"爆炸事故的通报

各设区市、县（市、区）安全生产委员会，××区管委会，省安委会有关成员单位，中央驻×企业和省属集团公司：

2020年11月17日7时21分左右，位于××市×××经济技术开发区××产业园的××市××医药化工有限公司发生一起爆炸事故，造成2人死亡、1人重伤、5人轻伤。事故发生后，省领导高度重视，要求立即组织力量，全面开展救援处置，搜救失联人员；全力救治伤员，尽快查明原因。该起事故发生在落实中央两办《关于全面加强危险化学品安全生产工作的意见》及开展危险化学品三年专项整治期间，引起社会高度关注，影响恶劣。目前，××市政府提级组织进行事故调查，省安委办跟踪督办；责成××市应急局撤销××医药公司安全标准化三级证书，实施停产停业整顿；近期省应急厅还将组织召开警示教育会，对事故进行分析，部署下一步工作。

××市××医药化工有限公司主要从事医药中间体的生产与销售，主要产品为……

原因初步分析：……

事故充分暴露出该企业存在以下突出问题：……

各地要深刻认识当前危险化学品安全生产的严峻形势，紧紧围绕贯彻落实省政府领导重要指示批示精神，认真贯彻落实两办《意见》各项工作部署，以危险化学品专项整治为抓手，按期完成各项工作任务，采取切实有力措施，着力提升企业本质安全水平和管理水平，坚决遏制事故多发态势。

一、深入开展安全生产专项整治……

二、切实落实企业主体责任……

三、强化重点监管，严格落实执法措施……

四、严格落实变更管理……

五、认真做好岁末年初安全生产工作……

请各地及时将本通报转发辖区内所有危险化学品生产经营企业，所有企业在11月底前要开展一次全面隐患自查，针对检查发现的隐患问题按照"五落实"的原则制定整改方案，并于12月15日前将整改落实情况报县级安委办。

××省安委会办公室
2020年11月19日

三、公告

（一）公告的概念、作用和特点

1. 公告的概念 公告是国家权力机关、行政机关向国内外宣布重要事项或者法定事项的知照性公文。

2. 公告的作用　主要有两个方面。

（1）向国内外宣布重要事项　比如公布法律、法令、地方法规，重大国事活动，包括国家领导人出访、任免、逝世等事项，公布重大科技成果、有关重要决定等。

（2）向国内外宣布法定事项　其中包括法定专门事项和按照《中华人民共和国民事诉讼法》等法律规定发布的系列性公告，如法院公告等。

3. 公告的特点

（1）内容的规定性　公告所宣布的事项都是有关重大的、国内外极为关注的事项，内容庄重严肃，体现着国家及其权力机关的威严，不是任何公务事项都可以公告的。同时，公告所宣布的内容是能够向国内外公开的重大决定，它的使用还要考虑在国际国内所可能产生的政治影响。

（2）发文机关的特定性　公告的发文机关限于国家最高权力机关、最高行政机关及其工作部门，各省、各直辖市、自治区领导机关，某些法定机关如人民检察院、人民法院，以及被授权的部门如海关、新华社、人民银行等。地方行政机关一般不使用公告，社会团体、基层单位不能制发公告。

请你想一想

公告有哪些显著特点？

（3）告知的广泛性　公告向国内外发布，其告知范围相当广泛。

（4）传播的新闻性　公告不用红头文件下发，而是通过报纸、广播、电视等新闻媒介公开发布。

（二）公告的分类

根据内容、性质、作用和发布机关的不同，公告可以分为国家重要事项公告和法定事项公告。

1. 国家重要事项公告　宣布有关国家的政治、经济、军事等方面重要事项的公告。根据内容的不同，它又可以分为多类，如人事任免公告、领导人重大活动公告、情况公告、重大科技成果公告和其他重大事项公告等。

2. 法定事项公告　国家公布有关法律、法令和行政法规的公告和由司法机关依照法律有关规定发布重要事项的公告。它又可以分为两类。

（1）法定专门事项公告　由国家公布有关法律、法令和行政法规的公告。例如专利公告、企业破产公告和招考公告等。其制定的法律、法规根据分别是《中华人民共和国专利法》第三十九条规定，"发明专利申请经实质审查没有发现驳回理由的，专利局应当作出审定，予以公告"，同时第四十、四十一、四十四、四十七、四十九条及《中华人民共和国专利法实施细则》也有关于专利公告的相应规定，国家专利局出版有《专利公告》专刊；《中华人民共和国企业破产法（试行）》第九条规定，"人民法院受理破产案件后，应当在十日内通知债务人并且发布公告"；《国务院公务员暂行条例》第十六条规定，录用国家公务员要"发布招考公告"。

【例文】

国家市场监督管理总局2020年度考试录用公务员面试公告

根据公务员法和公务员录用有关规定，现就2020年国家市场监督管理总局考试录用公务员面试有关事宜通知如下：

一、面试名单

具体面试人员名单见附件1。

二、面试确认

1. 参加面试的考生请填写《参加面试确认书》（见附件2），本人签名后于2020年6月14日17点前发送扫描件至……

2. 放弃面试的考生请填写《放弃面试声明》（见附件3），本人签名后于2020年6月14日17点前发送扫描件至……

3. 春节前已进行过面试确认的考生无须重复确认。逾期未确认的，视为自动放弃，不再进入面试程序。不在规定时间内填写放弃声明，又因个人原因放弃面试的，视情节轻重记入诚信档案。

三、资格复审

请考生于2020年6月16日前（以寄出邮戳为准）通过邮政特快专递（EMS）将以下材料复印件邮寄到我单位接受资格复审（不接待本人或快递公司送达），同时将以下材料扫描件压缩打包发送至……

1. 本人身份证、学生证或工作证。

2. 公共科目笔试准考证。

3. 考试报名登记表（样表从国家公务员局网站下载，贴好照片，如实、详细填写个人学习、工作经历，时间必须连续，并注明各学习阶段是否在职学习，取得何种学历和学位）。

4. 本（专）科、研究生各阶段学历、学位证书，外语等级证书、职业资格证书等其他辅助材料。

5. 报考职位所要求的基层工作经历有关材料。在党政机关、事业单位、国有企业工作过的考生，需提供单位人事部门出具的基层工作经历材料，并注明起止时间和工作地点；在其他经济组织、社会组织等单位工作过的考生，需提供相应劳动合同或缴纳社保材料……

四、面试安排

面试将采取现场面试辅以视频面试方式进行。

1. 面试时间……

2. 面试报到地点……

五、体检和考察

1. 体检……

2. 考察人选的确定……

3. 综合成绩计算方式……

六、注意事项

……

七、联系方式

……

欢迎各位考生对我们的工作进行监督。

附件：1. 面试人员名单

　　　2. 参加面试确认书

　　　3. 放弃面试声明

　　　4. 单位推荐信

市场监管总局人事司

2020 年 6 月 12 日

（2）法院公告　人民法院依照《中华人民共和国民事诉讼法》规定发布的公告。如通知权利人登记公告，送达公告，开庭公告，宣告失踪、死亡公告，财产认领公告，强制迁出房屋或者强制退出土地公告等。

【例文】

破产清算公告

被告人：××有限公司

　　××市人民法院根据××的申请，于 2020 年 7 月 6 日裁定受理××有限公司破产清算一案，并于 2020 年 7 月 28 日指定××律师事务所担任管理人。××有限公司的债权人应在 2020 年 9 月 12 日前向管理人（通信地址：×××；联系电话：×××；联系人：×××）书面申报债权，说明债权数额、有无财产担保、是否系连带债权，并提交有关证明材料。逾期未申报债权的，可以在破产财产分配方案提交债权人会议讨论前补充申报，但对此前已进行的分配无权要求补充分配，同时要承担为审查和确认补充申报债权所产生的费用。未申报债权的，不得依照《中华人民共和国企业破产法》规定的程序行使权利。××有限公司的债务人或者财产持有人应当尽快向管理人清偿债务或公司交付财产。××有限公司的股东、实际控制人及其他法律、法规规定的义务人自本公告发布之日起 15 内向管理人提交其占有和管理的财产、章和账册、文书等所有资料，因怠于履行义务致无法进行清算的，对公司债务承担连带清偿责任。第一次债权人会议定于 2020 年 9 月 29 日下午 15 时整在××省××市人民法院第十八法庭召开（地址：×××）。依法申报债权的债权人有权参加债权人会议。参加会议的债权人系法人或其他组织的，应提交营业执照、法定代表人或负责人身份证明书；参加会议的债权人系自然人的，应提交个人身份证明。如委托代理人出席会议，应提交特别授权委托书、委托代理人的身份证件或律师执业证。委托代理人是律师的，还应提交律师事务所的指派函。

××省××市人民法院

2020 年 8 月 10 日

（三）公告的结构、内容和写法

公告由首部、正文和尾部三部分组成。

1. 首部 一般公告首部只有标题，有的还有文号。

公告标题的构成有四种形式：①由发文机关、事由和文种构成，如《国务院办公厅关于夏时制的公告》；②在文种前面冠以发文机关名称，如《中华人民共和国全国人民代表大会公告》；③由事由加文种构成，如教育部高校学生司、国防部征兵办公室、全国高等学校学生信息咨询与就业指导中心于 2020 年 8 月 2 日发布的《2020 年普通高等学校毕业生应征入伍公告》，这种形式比较少见；④只写文种《公告》，这种形式比较常见。

如果是连续发布的公告，要在标题下注明文号"第×号"。

【例文】

市场监管总局关于预防违法分子假冒电子营业执照骗取收费的公告

2020 年第 35 号

近日，有违法犯罪分子以"工商登记"的名义向商户发送短信，称"营业执照需要更新认证电签版本，超时系统将自动销户"，诱导商户登录钓鱼网站链接，将其银行账户内的资金转走，导致经营者遭受损失。

为此，市场监管总局郑重声明，市场监管部门电子营业执照的下载和验证均为免费服务，不向市场主体收取任何费用。使用电子营业执照不需要"更新认证电签版本"，不需要经营者提供银行资金账户信息，也不会"自动销户"。请广大经营者通过微信或支付宝"电子营业执照"小程序下载和使用电子营业执照，切勿轻信不明来源的信息。如接到类似短信请提高警惕，及时向当地市场监督管理部门反映。

附件：电子营业执照小程序二维码（略）

市场监管总局

2020 年 7 月 31 日

2. 正文 一般由开头、主体和结语三部分组成。

（1）开头 主要交代缘由，开宗明义、言简意赅地交代发布公告的根据、原因、目的。但也有不写这项内容的，如《市场监管总局关于调整特殊医学用途配方食品产品通用名称的公告》的正文一开始就直接书写公告事项。

【例文】

市场监管总局关于调整特殊医学用途配方食品产品通用名称的公告

为进一步规范特殊医学用途配方食品的产品通用名称，便于消费者识记，避免产生误导，现对特殊医学用途配方食品的产品通用名称进行调整（通用名称调整前后对照表见附件），并就有关事项公告如下：

（2）主体　用来说明公告事项，即公告决定和要求。写时要做到主旨鲜明、具体明确、条理清晰、语言简练、表达准确，一般不加以分析和议论。

（3）结语　一般单独设段，用"现予公告""特此公告"等习惯用语作结，以体现公告的庄重性和严肃性。但这不属于固定格式，有的公告事项写完还有结尾部分，用以提出执行要求；而有的公告事项写完全文结束，既没有结尾部分，也不用结语。

在具体行文上，公告的正文因事而异，篇幅或长或短，方式可采用分段表述，也可采用分条列述。下面举例说明。

2020 年 4 月 3 日国务院公告，正文"为表达全国各族人民对抗击新冠肺炎疫情斗争牺牲烈士和逝世同胞的深切哀悼，国务院决定，2020 年 4 月 4 日举行全国性哀悼活动。在此期间，全国和驻外使领馆下半旗志哀，全国停止公共娱乐活动。4 月 4 日 10 时起，全国人民默哀 3 分钟，汽车、火车、舰船鸣笛，防空警报鸣响。"它分两层意思：①交代公告的目的；②说明公告事项。庄重、简洁、明了。

再如《市场监管总局关于调整特殊医学用途配方食品产品通用名称的公告》的正文，分两个层次说明公告的具体内容：①宣布公告决定事项；②郑重提出要求。全文主旨鲜明、逻辑严密，公告决定事项和要求交代得明确、具体，不会产生任何歧义。

如市场监管总局、农业农村部、国家林草局 2020 年 1 月 26 日发布的《关于禁止野生动物交易的公告》。这是一篇内容比较复杂、事项比较多的公告。正文分两个层次。第一层比较充分地阐述了公告发布的原因、目的和根据，后面转入"事项"和"执行要求"部分："自本公告发布之日起至全国疫情解除期间，禁止野生动物交易活动。"第二层用列了五条，一一说明公告决定的具体内容，公告事项表述得明确具体。全文结构严谨、条理清楚，便于理解、执行和检查。

【例文】

市场监管总局 农业农村部 国家林草局关于禁止野生动物交易的公告
2020 年第 4 号

为严防新型冠状病毒感染的肺炎疫情，阻断可能的传染源和传播途径，市场监管总局、农业农村部、国家林草局决定，自本公告发布之日起至全国疫情解除期间，禁止野生动物交易活动。

一、各地饲养繁育野生动物场所实施隔离，严禁野生动物对外扩散和转运贩卖。

二、各地农（集）贸市场、超市、餐饮单位、电商平台等经营场所，严禁任何形式的野生动物交易活动。

三、社会各界发现违法违规交易野生动物的，可通过 12315 热线或平台举报。

四、各地各相关部门要加强检查，发现有违反本公告规定的，要依法依规严肃查处，对经营者、经营场所分别予以停业整顿、查封，涉嫌犯罪的，移送公安机关。

五、消费者要充分认识食用野生动物的健康风险，远离"野味"，健康饮食。

市场监管总局 农业农村部 国家林草局

2020 年 1 月 26 日

3. 尾部　写明成文时间，然后加盖单位公章。

四、通告

（一）通告的概念、作用和特点

1. 通告的概念　通告是国家机关、人民团体、企事业单位在一定范围内公布应当遵守或者周知的事项的知照性公文。

2. 通告的作用　通告内容广泛，使用普遍，它可以用来公布应当遵守的政策法令，也可用于通告应当周知的具体事项。

3. 通告的特点

（1）法规性　通告常常要对某些事项作出规定条文，向人民群众宣布应当遵守的事项，具有政策法规效力和很强的制约性。这类通告一般由国家机关发布。如《中华人民共和国财政部税务总局关于个体工商户必须依法纳税的通告》等。

（2）广泛性　表现在三个方面：①内容广泛，大到国家政策法令，小到群众生活中某些需要周知遵守的具体问题，无论是政治、文化生活领域，还是交通、税收、金融、水电等经济领域，方方面面，各行各业都可以用；②使用单位广泛，国家机关单位、社会团体以及所有企事业单位都可以使用；③公布渠道广泛，既可以用公文形式发布，也可以张贴，还可以通过新闻媒介如报纸、电视、广播电台发布。

（3）周知性　通告用以要求一定管辖范围内的机关单位、人民群众了解、知晓某些事项，明确有关政策法令，自觉规范自己的行为，共同维护社会公共事务管理秩序。

> **请你想一想**
>
> 通告有哪些显著特点？

（4）通俗性　通告除了机关、团体、企事业单位，还有社会上的广大群众，因此，向他们通告应当周知或遵守的事项，应当使用明确、流畅、通俗易懂的语言。

（二）通告的分类

根据内容、作用的不同，通告可分为两类。

1. 法规性通告　在一定范围内公布政策法规的通告。

【例文】

市场监管总局关于发布餐饮服务食品安全操作规范的公告

（国家市场监督管理总局公告 2018 年第 12 号）

　　为指导餐饮服务提供者规范经营行为，落实食品安全法律、法规、规章和规范性文件要求，履行食品安全主体责任，提升食品安全管理能力，保证餐饮食品安全，市场监管总局修订了《餐饮服务食品安全操作规范》，现予以发布，自 2018 年 10 月 1 日起施行。

　　特此公告。

　　附件：餐饮服务食品安全操作规范

市场监管总局

2018 年 6 月 22 日

　　2. 周知性通告　在一定范围内向机关单位和人民群众公布应当周知事项的通告。虽不具有法规性通知那样的制约性，但是在让受文者"知道"的前提下，往往也带有某些相应的"要求"，只是其主要目的在于让人知道通告事项罢了。

【例文】

市场监管总局关于 5 批次食品不合格情况的通告

〔2020 年第 × 号〕

　　近期，市场监管总局组织食品安全监督抽检，抽取粮食加工品、食用农产品、乳制品、饮料、食盐、食糖、肉制品、豆制品、茶叶及其相关制品、酒类、糕点、炒货食品及坚果制品、饼干、淀粉及淀粉制品、方便食品、薯类和膨化食品、蛋制品、蜂产品、罐头、蔬菜制品、水果制品、水产制品、调味品、冷冻饮品、速冻食品、糖果制品、婴幼儿配方食品、保健食品、特殊膳食食品和食用油、油脂及其制品等 30 大类食品 718 批次样品，检出其中食用农产品、酒类、水产制品等 3 大类食品 5 批次样品不合格。发现的主要问题：微生物污染、农兽药残留超标、质量指标与标签标示值不符等。产品抽检结果可查询 https://spcjsac.gsxt.gov.cn/。

　　对抽检中发现的不合格食品，市场监管总局已责成辽宁、浙江、安徽、江西、山东、湖南等省级市场监管部门立即组织开展核查处置，查清产品流向，采取下架召回不合格产品等措施控制风险；对违法违规行为，依法从严处理；及时将企业采取的风险防控措施和核查处置情况向社会公开，并向总局报告。

　　现将监督抽检不合格食品具体情况通告如下：

　　一、微生物污染问题

　　× × 食品专营店销售的即食海蜇头（海鲜味），菌落总数不符合食品安全国家标准规定。检验机构为 × × 海关技术中心。

二、农兽药残留超标问题

（一）××公司销售的鲜牛肉，克伦特罗不符合食品安全国家标准规定。检验机构为××海关技术中心。

（二）××公司销售的韭菜，腐霉利不符合食品安全国家标准规定。检验机构为××海关技术中心。

（三）××公司销售的砀山酥梨，经××省食品药品检验研究院检验发现，其中多菌灵不符合食品安全国家标准规定。××公司对检验结果提出异议，并申请复检；经国家果蔬及加工产品质量监督检验中心复检后，维持初检结论。

三、质量指标与标签标示值不符的问题

××店销售的青竹酒，经××海关技术中心检验发现，其中酒精度不符合产品标签标示要求。××公司对产品真实性提出异议。经××省市场监管局核实，该批次青竹酒是假冒××公司生产的产品。

特此通告。

附件：1. 部分不合格检验项目小知识

2. 水产制品监督抽检不合格产品信息

3. 食用农产品监督抽检不合格产品信息

4. 酒类监督抽检不合格产品信息

市场监管总局

2020 年 7 月 16 日

（三）通告的结构、内容和写法

1. 标题　分四种，是发文机关、事由、文种的不同组合。但文种必须有。

2. 正文

（1）开头　主要交代缘由、根据。要求概括说明发出通告的原因和目的。法规性通告一般还要求写清法律依据，以增强通告的法律效力。缘由后常用习惯用语"通告如下""特作如下通告"等过渡到下文。

（2）主体　即事项部分，要求明确具体地写出通告的内容。如果事项较多，常采用标序列述的方法来写。要求做到主旨鲜明、事项具体，条理清晰，简洁通俗，便于理解执行。

（3）结尾　提出执行要求或号召，有的没有结尾段。

（4）结语　一般单独设段，用"特此通告"作结，以体现规范性和严肃性。

3. 尾部　写明成文时间，然后加盖单位公章。

（四）撰写通告应注意的问题

1. 准确使用文种　应明确公告与通告的不同。

2. 行文要通俗易懂　由于制发单位广泛，常涉及各行业的专门业务，但受众的层次未必很专业，这就要求在语言表述上尽量少用术语、"行话"，以达到"周知"和

"遵守"的目的。

你知道吗

公告与通告是行政公文中颇具相似性的两个文种。从内容上说，两者都是起告知作用的知照性公文；从形式上说，两者都是公开发布的周知性公文。正因如此，两个文种常被混用。

（五）公告与通告的异同 📱微课

其实公告与通告有明显的区别，主要表现如下。

1. 发文单位不同 公告的发文机关具有特定性；通告则是任何机关单位都可以制发的，并且相比之下，省级以下、县级以上的机关单位使用的频率反而要高一些。

2. 适用范围不同 公告是向国内外宣布重大事项或者法定事项的公文；通告则适用于向国内一定范围的有关单位和人员宣布需要周知或遵守的事项。

3. 发布方式不同 公告不以一般公文的行文方式下发，而是通过新闻媒介发布，也不能随处张贴；通告则视其需要，在以文件下发的同时，可以由新闻媒介发布，还可以公开张贴。

4. 作用和效力不同 公告宣布的是重大事项或法定事项，通告宣布的多属事务性内容，因而公告的作用和影响面比通告要大。

目标检测

一、选择题

1. 通知的作用有（   ）。
   A. 批转文件
   B. 转发文件
   C. 颁发或发布行政规章
   D. 向下级布置工作
   E. 宣布任免和聘用干部

2. 通报的特点有（   ）。
   A. 典型性
   B. 引导性
   C. 严肃性
   D. 时效性

3. 公告的特点有（   ）。
   A. 内容的规定性
   B. 发文机关的特定性
   C. 告知的广泛性
   D. 传播的新闻性

4. 通告的特点有（   ）。
   A. 法规性
   B. 广泛性
   C. 周知性
   D. 通俗性

5. 通报主要分为（   ）。
   A. 表彰性通报
   B. 批评性通报
   C. 情况通报

二、思考题

1. 公告与通告的相同点有哪些?

2. 公告与通告的不同点有哪些?

3. 撰写通告时应注意的问题有哪些?

4. 通告有哪两类? 主要用途分别是什么?

5. 公告有哪两类? 主要用途分别是什么?

书网融合……

 微课　 划重点　自测题

第六章　批复、函及纪要的写作

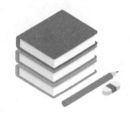

学习目标

知识要求

1. **掌握**　批复、函及纪要的概念、特点、类别及写作基本要求。
2. **熟悉**　撰写批复、函及纪要应注意的问题。
3. **了解**　批复和复函的异同。

能力要求

1. 能够熟练掌握批复、函及纪要的撰写要求。
2. 学会根据写作目的和要求正确选择运用批复、函及纪要文种；运用批复对下级机关呈报的请示事项给予明确的回复；运用函完成与不相隶属机关之间商洽工作、询问和答复问题；运用纪要记载、传达会议情况和议定事项。

实例分析

实例

质检总局关于批准成立全国卫星导航应用

专用计量测试技术委员会的批复

国质检量函〔2018〕25号

××市质量技术监督局：

《××市质量技术监督局关于申请正式成立全国卫星导航应用专用计量测试技术委员会的请示》（京质监局〔2017〕84号）收悉。经研究，批准成立全国卫星导航应用专用计量测试技术委员会。该委员会代号为AQSIQ/MTC34，组成人员名单见附件，秘书处设在北京市计量检测科学研究院（国家卫星导航定位与授时产业计量测试中心）。自批准之日起，委员会即可依照《全国专业计量技术委员会章程》《全国专业计量技术委员会管理规定》开展工作。

附件：全国卫星导航应用专用计量测试技术委员会（AQSIQ/MTC34）组成人员名单

质检总局

2018年1月12日

问题　1. 上文写作的主要目的是什么？
　　　2. 它所针对的内容是什么？

一、批复

批复是一种与请示反向而行的公文文种。根据《党政机关公文处理工作条例》规定，上级机关对下级机关呈报的请示事项，无论同意与否，都必须给予明确的"批复"回文。

【例文】

××市食品药品监督管理局关于食品标签相关请示事项的批复

×食药监食生〔2016〕120 号

××区食品药品监督管理局：

你局《关于××市××公司食品标签 QS 已过有效期如何定性处理的请示》（×食药监〔2016〕1 号）已收悉。经研究，现批复如下：

炒货生产加工单位可作为食品加工小作坊管理。食品标签应客观真实，符合《食品安全法》……

2016 年×月×日（××市食品药品监督管理局章）

（一）批复的概念、作用和特点

1. 批复的概念　批复是用于答复下级机关请示事项的回复性公文。

2. 批复的作用　其制作和应用一般以下级的"请示"为条件，当下级机关的工作涉及方针、政策等方面的重大问题，报请上级机关审核批准时；当下级机关在工作中遇到新情况、新问题，无章可循，报请上级机关给予明确指示时；当下级机关遇到无法解决的具体困难，报请上级给予指导帮助时；当下级机关对先行方针政策、法规等有疑问，报请上级机关予以解答说明时，或者当下级机关因重大问题有意见分歧，报请上级机关裁决时，上级机关都应该用批复予以答复，除此之外，有时批复还被用来授权政府职能部门发布或修改行政法规和规章。如 2018 年 3 月 21 日《国务院关于〈必须招标的工程项目规定〉的批复》，就是用来批复授权国家发展改革委发布《必须招标的工程项目规定》的。

另外，下级机关用以反映情况或者工作的报告，或者有关部门制定的方案、规划等，虽然一般不需要批复，但是其中有一些呈报的文件，确属内容重要，带有普遍指导意义，也有用批复予以指示，表明态度和意见的。2019 年 10 月 25 日《国务院关于长三角生态绿色一体化发展示范区总体方案的批复》就是针对上海市、江苏省、浙江省人民政府，国家发展改革委组织编制的《长三角生态绿色一体化发展示范区总体方案》而下发的批复。

【例文】

国家食品药品监管总局
关于同意增设××食品药品检验所为口岸药品检验机构的批复
食药监药化管函〔2016〕135号

××省食品药品监督管理局：

你局《关于××工业园区口岸进口药品变更对应药品检验机构的请示》（×食药监药注〔2016〕1号）收悉。根据《食品药品监管总局海关总署关于印发增设允许药品进口口岸的原则和标准的通知》（食药监药化管〔2015〕6号）、《食品药品监管总局办公厅海关总署办公厅关于发布增设允许药品进口口岸工作评估考核方案的通知》（食药监办药化管〔2015〕134号）的规定，现批复如下：

一、经综合评估，××市食品药品检验所基本符合药品口岸所在地药品检验机构应具备的条件，同意增设××市食品药品检验所为口岸药品检验机构。

二、同意××工业园区药品进口口岸对应的口岸药品检验机构由××省食品药品监督检验研究院变更为××市食品药品检验所。自批复之日起，××市食品药品检验所开始承担××工业园区口岸的药品口岸检验工作，××省食品药品监督检验研究院不再承担相关工作。

三、你局应督促并指导××工业园区口岸加强自身建设，保障药品进口工作的顺利开展。食品药品监管总局将定期对药品进口口岸进行评估考核，不符合标准的，将取消其药品进口口岸资格。

2016年8月10日（国家食品药品监管总局章）

3. 批复的特点

（1）针对性　反映在两个方面：①批复必须针对请示机关行文，而对非请示机关不产生直接影响；②批复的内容必须针对请示事项，不涉及请示以外的内容。

（2）回复性　批复的内容属于回复性的内容。因为批复的制作和应用是以下级机关的请示为条件的，对上级机关来说是被动的发文，下级机关请示什么事项，上级机关就批复什么事项。而且，上级机关对请求事项无论同意否，都必须有针对性地给予明确回答。

（3）权威性　批复是答复下级机关请求事项的回复性公文，它提出的处理意见和办法，代表上级机关对问题的决策意见，对下级机关具有行政约束力。特别是对一些重大事项的答复，体现了党的有关方针、政策精神，于是就更具权威性。所以批复一经下发，下级机关必须遵照批复的意见贯彻执行。

（二）批复的分类

根据内容性质的不同分为两类。

1. 审批性批复　主要是针对下级机关请示的公务事宜经审核后作出的指示性回答，

比如关于机构设置、人事安排、项目安排、资金划拨等事项的审批。

2. 指示性批复　主要针对方针、政策性问题进行答复，这一类批复，不仅仅是对请示机关提出请示事项的答复，而且批复的指示性内容在其管辖的范围内，具有普遍的指导意义和法规性。如《国务院关于长沙市城市总体规划的批复》《国务院关于福建省进一步对外开放问题的批复》等。另外，授权政府职能部门发布或修改行政法规和规章的批复，也属于指示性批复。

（三）批复的结构、内容和写法

批复由首部、正文和尾部三部分组成。

1. 首部　包括标题和主送机关两个项目内容。

（1）标题　批复的标题有多种构成形式：①由发文机关、批复事项、行文对象和文种构成，如《国务院关于同意吉林省撤销扶余县设立扶余市给吉林省人民政府的批复》；②由发文机关、事由和文种构成，如《国务院关于长三角生态绿色一体化发展示范区总体方案的批复》；③由事由和文种构成，如《关于同意变更党组织名称的批复》；④由发文机关加原件标题和文种构成，如《行唐县人民政府关于对〈关于对扶贫项目进行政府批复的请示〉的批复》）。

（2）主送机关　批复的主送机关是指与批复相对应的请示发文机关。授权性的批复，主送机关应当是被授权发布施行行政法规和规章的下级机关。

2. 正文　批复的主体，其内容比较具体单一，层次构成相对固定。其中除授权性批复与一般批复的写法有所不同外，其他批复的结构一般由开头、主体和结语三部分组成。

（1）开头　主要引叙来文。这是批复的缘由部分。首先写明来文日期、标题和发文字号，以交代批复的根据，点明批复的下级机关。如"国家发展改革委《关于报送〈长三角生态绿色一体化发展示范区总体方案〉（送审稿）的请示》（发改地区〔2019〕1634号）收悉。"然后用"现对××问题批复如下："，或"现批复如下"一语过渡转入下文。有的批复系批准性批复，批复事项单一，上级机关只需要明确批示"同意"或"不同意"，直接写出批复决定即可，在引叙来文之后可以不用过渡语。

（2）主体　主要说明批复事项。应当根据国家的方针政策、法令、法规和实际情况，针对请示的内容给予明确肯定的答复或具体指示，一般不进行议论。如2020年7月11日国务院给公安部的《国务院关于同意设立"中国人民警察节"的批复》，其批复事项简洁明了："你部关于申请设立'中国人民警察节'的请示收悉。同意自2021年起，将每年1月10日设立为'中国人民警察节'。具体工作由你部商有关部门组织实施。"而有的批复事项涉及的内容较多，则可以标序列述。如2018年9月24日国务院给海南省人民政府、商务部的《国务院关于同意设立中国（海南）自由贸易试验区的批复》，其批复事项主要列了四条：第一条表明审批意见，"同意设立中国（海南）自由贸易试验区"；第二条、第三条、第四条分别就中国（海南）自由贸易试验区实施范围，相关土地、海域开发利用，海关特殊监管区域的实施范围和税收政策适用范围，自由贸易试验区总体方案的组织实施工作等——作出了明确指示。

也有的批复有结尾部分，在批复事项后面概括提出希望和要求，进一步强调批复的主旨。

（3）结语　一般用"批复""特此批复"等习惯用语作结。较简单，只写授权内容，即批复决定一项内容。如《国务院关于修改〈中华人民共和国公民出境入境管理法实施细则〉的批复》，其正文如下："国务院批准修改的《中华人民共和国公民出境入境管理法实施细则》，由你们发布施行。"正文内容之后，落款之前，标注"附：中华人民共和国公民出境入境管理法实施细则"。

3. 尾部　一般包括署名和成文时间两个项目内容。尾部写上机关单位的名称，并加盖公章；成文时间用汉字写明年、月、日。

（四）撰写批复应注意的问题

1. 行文要有针对性　下级机关请示什么事项，上级机关就批复什么事项。为了保证批复的准确性，上级机关在接到请示后，应该进行必要的调查研究，在比较全面地掌握了请示单位的实际情况后，根据有关政策规定，作出准确答复。

2. 批复要及时　批复是因下级机关的请示而行文，凡下级机关能够向上级机关去请示的，说明事关重大，时间紧迫，急需得到上级机关的指示和帮助，所以上级机关应当及时批复。否则就会贻误工作，有时会造成重大损失。

3. 行文要言简意赅　语止意尽，庄重周严，以充分体现其权威性。

你知道吗

批复的发文代字不含"批"或"复"，而一般采取"×函〔20××〕××号"的形式，其中最关键的是"函"。

【例文】

××省食品药品监督管理局关于同意筹建××药业有限公司的批复
×食药监市〔20××〕59号

××药业有限公司：

你公司《关于申请筹建××药业有限公司的请示》收悉。经研究，同意你公司筹建药品批发企业。

拟办企业名称：××药业有限公司；

拟设注册地址：××省××市××；

拟设仓库地址：××省××市××；

拟任法定代表人：××；

拟任企业负责人：××；

拟任质量负责人：××；

拟任质量管理机构负责人：××；

拟经营范围：中药材、中药饮片、中成药、化学原料药及制剂、抗生素原料药及制剂、生化药品、生物制品。

接此批复后，请你公司根据上述批准筹建的内容，按照国家食品药品监督管理局《药品经营许可证管理办法》《××省核发〈药品经营许可证〉（批发）验收标准细则（暂行)》和《药品经营质量管理规范》的有关要求，在6个月内完成筹建，并按程序向我局提出验收申请，经我局组织人员验收合格，核发《药品经营许可证》。你公司凭《药品经营许可证》到工商行政管理部门办理登记注册后，方可开展药品批发业务，并在取得《药品经营许可证》之日起30日内，按规定申请GSP认证。

此复。

20××年5月4日（××省食品药品监督管理局章）

二、函

【例文】

××厂关于请求协助解决技术人员进修外语的函
××厂函字〔2019〕×号

××大学：

为适应引进国外先进技术和设备的需要，我厂拟选派10名技术员到贵校出国人员英语强化进修班进修半年。为此特与贵校商洽，恳请给予大力支持。有关进修费用等事宜按贵校有关规定办理。

谨请函复。

2019年×月×日（章）

【例文】

关于××厂请求协助解决技术人员进修外语的复函
××校字〔××〕×号

××厂：

贵厂〔2019〕×号函收悉。现答复如下：

经与外语系联系商议，同意接受贵厂10名技术员到我校出国人员英语强化进修班进修，关于进修费用、时间安排等事宜，请贵厂速派人到我校外语系联系商议。

此复。

2019年×月×日（章）

（一）函的概念、作用和特点

1. 函的概念 函是不相隶属机关之间相互商洽工作、询问和答复问题，或者向有关主管部门请求批准事项时所使用的公文。

2. 函的作用　函作为公文中唯一的一种平行文种，其适用的范围相当广泛。在行文方向上比较灵活，不仅可以在平行机关之间、不相隶属的机关之间行文，还可以向上级机关或下级机关行文。

在适用的内容方面，它除了主要用于不相隶属机关之间相互商洽工作、询问和答复问题外，还可以向有关主管部门请求批准事项，向上级机关询问具体事项，也可以用于上级机关答复下级机关的询问或请求批准事项，以及上级机关向下级机关催办有关事宜，如要求下级机关函报报表、材料、统计数字等。此外，函有时还可用于上级机关对某件原发文件做较小的补充或更正，不过这种情况并不多见。

3. 函的特点

（1）沟通性　函对于不相隶属机关之间相互商洽工作、询问和答复问题，起着沟通作用，充分显示着平行文种的功能，这是其他公文所不具备的特点。

（2）灵活性　表现在两个方面。

1）行文关系灵活　函是平行公文，但是除了平行行文外，还可以向上行文或向下行文，没有其他文种那样严格的特殊行文关系的限制。

2）格式灵活　除了国家各级机关的重要函必须按照公文的格式、要求行文外，其他的一般性的函，比较灵活自便。可以按照公文的格式及行文要求办，也可以不完全按照公文的格式及行文要求办；可以有文字版，也可以没有文字版，不编发文字号，甚至可以不拟标题。

（3）单一性　函的主体内容应该具备单一性的特点，一份函只宜写一件事。

4. 批复和函的异同　在实际公务活动中，由于函和批复在"答复"这点上有相通的地方，所以往往被混淆，出现错用文种的现象。其实批复和函是两种性质不同的公文。　📱微课

（1）适用范围不同　批复适用于答复下级机关请示事项；函则主要适用于平行机关或者不相隶属机关之间相互商洽工作、询问和答复问题，有时也可用以向有关主管部门请求批准事项。显然，函的适用范围更广泛。

> 🧑 **请你想一想**
>
> 在日常工作过程中，机关、企事业单位向自己所属的下级单位和与本单位无隶属关系的单位回复问题，所用的文种相同吗？有什么区别？

（2）行文关系不同　批复是下行文，只用于上级机关对下级机关行文；而函是平行文，用于平行机关或者不相隶属机关之间，有时也可用以向有关主管部门行文。

（3）性质、作用不同　批复具有权威性、指挥性和法规性；而函不具有这些特性，它具有沟通性和平衡性的特性。

（二）函的分类

1. 根据性质分类　可以分为公函和便函两种。公函用于机关单位较为正式的公务活动往来；便函则用于日常事务性工作的处理。

2. 根据目的分类　可以分为发函和复函两种。发函即主动提出公务事项所发的函。

3. 根据内容和用途分类 可以分为商洽事宜函、征求意见函、催办事宜函、请求批准函、答复事宜函、报送材料函等。

（三）函的结构、内容和写法

由于函的类别较多，从制作格式到内容表述均有一定的灵活机动性，兹不一一列述。这里主要介绍规范性公函的结构、内容和写法，其他类别的函可以比照来写。

公函由首部、正文和尾部三部分组成。各部分的格式、项目内容和写法如下。

1. 首部 包括标题、发文字号、主送机关等项目内容。

（1）标题 一般有两种形式：①由发文机关、事由和文种构成，如《国务院办公厅关于同意山西、江苏、山东、广东省开展国家标准化综合改革试点工作的复函》；②由事由和文种构成，如《关于报送全国政府部门机关事务工作座谈会材料的函》。公务实践中，前一种标题式用得比较多。

（2）发文字号 由发文机关代字后加"函"字、年份和序号构成，如"国办函〔××〕103号"。

（3）主送机关 受文单位，写明全称，后面用冒号。

2. 正文 公函的主体部分。主要包括缘由、事项和结语三项内容。

（1）缘由 概括交代发函的目的、根据、原因等内容，然后用"现将有关问题说明如下："或"现将有关问题函复如下："等过渡语转入下文。如《国务院办公厅关于羊毛产销和质量等问题的函》，缘由部分讲了两层意思：①发文目的；②发文依据。"为进一步发展我国的羊毛生产，搞活羊毛流通，提高羊毛产量，根据国务院领导同志的批示，现将有关问题通知如下："

复函的缘由部分，一般首先引叙来文的标题、发文字号，然后再交代根据，以说明发文的缘由。如"你局《国务院办公厅关于公开发布天气预报有关问题归口管理的报告》（国气发〔1993〕13号）收悉。经国务院同意，现将有关问题函复如下："

【例文】

国务院办公厅关于同意建立养老服务部际联席会议制度的函

国办函〔2019〕74号

民政部：

你部关于建立养老服务部际联席会议制度的请示收悉。经国务院同意，现函复如下：

国务院同意建立由民政部牵头的养老服务部际联席会议制度。联席会议不刻制公章，不正式行文，请按照国务院有关文件精神认真组织开展工作。

附件：养老服务部际联席会议制度

国务院办公厅

2019年7月27日

（2）事项　函的事项部分内容单一，一函一事，行文要直陈其事。无论是相互商洽工作、询问和答复问题，还是向有关主管部门请求批准，都要用简洁得体的语言把需要告诉对方的问题、意见叙述写清楚。如果属于复函，还需要注意答复事项的针对性和明确性。如《国务院办公厅关于同意山西、江苏、山东、广东省开展国家标准化综合改革试点工作的复函》，针对山西、江苏、山东、广东省开展国家标准化综合改革试点工作的问题，给予了答复。其答复内容有以下几点：①表明同意山西、江苏、山东、广东省开展国家标准化综合改革试点工作；②向复函对象指示了指导思想及工作目标；③提出相关地方人民政府要加强对试点工作的组织领导；④提出质检总局要会同国务院有关部门加强对试点工作指导和协调。复函的内容紧扣请示事项，而且表述得简洁、明确、具体，使受文单位请示的问题得到明确答复，执行起来有所依从。

有的公函，事项涉及的内容比较多，也可以分条列明。如《国务院办公厅关于同意山西、江苏、山东、广东省开展国家标准化综合改革试点工作的复函》《国务院办公厅关于发布天气预报有关问题的复函》等，其事项都是采用标序列述的方式进行表述的。

（3）结语　一般根据函询、函告、函商或函复的事项，选择运用不同的结束语。如"特此函询（商）""请即复函""特此函告""特此复函"等。

有的函可以不用结束语。如属便函，可以像普通信件一样，使用"此致""敬礼"。

3. 尾部　一般包括署名和成文时间两个项目内容。署名写上机关单位的名称，并加盖公章；成文时间写明年、月、日。

（四）撰写函应注意的问题

1. 行文简洁明确，用语把握分寸　特别是平行机关的行文，一定要注意语气平和有礼貌，不要倚势压人或强人所难，也不必奉迎恭维，谨小慎微。至于复函，要注意行文的针对性，答复的明确性。

2. 函的时效性　特别是复函，更应该迅速、及时。不少单位在处理函件时，误以为它的时效性不是很强，于是就拖办或者缓办，有的甚至不办，这样势必会给工作造成一定损失。所以，函虽然不像"命令""指示"等文种那样具有权威性，但它毕竟是公务活动中不可缺少的文种，我们应该像对待其他公文一样，及时处理函件，以保证公务活动的正常进行。

三、纪要

（一）纪要的概念、作用和特点

1. 纪要的概念　纪要是一种记载、传达会议情况和议定事项的纪实性公文。它用于党政机关、企事业单位、人民团体召开的工作会议、座谈会、研讨会等重要会议。

2. 纪要的作用　纪要通过记载会议基本情况、会议成果、会议议定事项，综合概括地反映会议精神，以便与会者统一认识，回本单位后全面如实地进行传达；同时，纪要可以多向行文，具有上报、下达以及与同级进行交流的作用。向上级机关呈报，用以汇报会议情况，以便得到上级机关对工作的指导；向同级机关发送，用以通报会议情况，以便得到同级机关的支持和配合；向下级机关发送，用以传达会议精神，以便下级机关贯彻执行。

3. 纪要的特点

（1）**纪实性**　纪要是根据会议的宗旨、议程、会议记录、会议活动情况等会议有关材料综合整理出来的公文。在纪要中不能随意篡改会议的基本精神，不能擅自增加或删减会议的内容，不能随便更动与会者议定的事项，不能对会议达成的共识进行修改，也不需要对会议或会议的某项内容进行分析、评论。它要求如实地记载会议的基本情况，如实地传达议定的事项。对会议存在的分歧意见和问题等，也要真实、概括地予以反映。正因为会议纪要具有这样的纪实性特点，因而它也具有历史凭证的作用和查考利用的价值。

> **请你想一想**
>
> 召开会议研究，部署、落实工作是机关、企事业单位实施管理的一种重要方式，这一过程中离不开哪种公文文种？

（2）**概括性**　纪要不同于会议记录。会议记录是在开会的过程中，由专门人员把会议的基本情况如实记录下来的书面材料。这里有一个注意区分会议记录与会议纪要的问题。一般来说，会议在研究问题、讨论问题、形成议定事项过程中，与会者的讲话和发言不仅涉及的问题比较广泛，而且讲话、发言的水平参差不齐。譬如，有的精辟、深邃，很有见地；有的长篇大论，重点不突出；有的甚至与会议宗旨相差甚远。作为会议纪要，要尽可能完整地将其记录下来，作为会议的原始材料，以备日后查考或分析、研究、总结之用。但作为纪要，就不能像记流水账似的把会议的全部内容写下来，它需要根据会议的中心议题、指导思想和议定事项，在会议记录所提供材料的基础上，结合会议议程、会议材料、会议中穿插的活动等情况，经过概括、整理、提炼，而后才能形成公文。所以，与会议记录相比，纪要能够更集中地反映会议的精神实质，具有高度的概括性。

（3）**指导性**　纪要有两项功能：记载和传达。并且是通过"记载"去"传达"的。它所记载、传达的会议情况和议定事项，是与会者及其组织领导者的共同意志的体现，是会议成果的结晶，集中反映了会议的精神实质，因而具有很强的指导性。会议纪要的传达，可以统一人们的思想认识，可以指导有关部门贯彻执行党的方针政策，可以指导工作与学习，特别是一些用新闻形式公布的纪要，其内容不仅对有关部门，而且对整个社会具有普遍的指导意义。

（二）**纪要的分类**

1. 根据会议性质不同分类　可分为办公会议纪要和专项会议纪要。

（1）**办公会议纪要**　各级党政机关、企事业单位、人民团体召开的定期或不定期的工作会议形成的会议纪要。这种会议纪要主要用于总结工作，沟通情况，交流经验，研究分析问题，指导下一步工作的开展。

（2）专项会议纪要　专项会议纪要是为研究专项问题而召开的会议所形成的会议纪要。这类会议纪要，除了包括座谈会议纪要外，还包括各级机关单位为处理某一问题或处理某件事情而召开的专项会议纪要。主要用于协调关系、指导工作，同时还用于反映会议对问题的研究情况或处理结果。其中会议所确定的事项，具有法定的效力。例如《关于改革北京、太原铁路局管理体制的会议纪要》，这次会议是原国务院副总理、石油工业部部长康世恩同志举行的专题会议。会议对改革北京、太原铁路局管理体制的重大问题作出了研究，并且就保证山西煤炭运输问题确定了关于北京、太原铁路局管理体制改革的实施方案。这样的会议纪要，具有法定效力，有关部门必须遵照执行。

你知道吗

2012年中办发〔2012〕14号文《关于印发〈党政机关公文处理工作条例〉的通知》发布后，原"会议纪要"文种规范为"纪要"文种。

【例文】

××市商务局2020年第五次局长办公会议纪要

2020年7月30日下午，在局机关××会议室，××局长主持召开局长办公会，研究部署当前相关工作。

一、听取配置处关于《××市商务局××市商务局协同开放、创新发展合作协议》起草情况的汇报

会议原则同意汇报意见。会议确定，由配置处负责，将协议按程序上报市政府。

二、听取财审处关于2020年中央外经贸发展专项资金分配情况的汇报

会议原则同意汇报意见。会议确定，一是……；二是……

三、听取开发区处关于《××市省级以上开发区发展水平评价》项目方案编制情况的汇报

会议原则同意汇报意见。会议确定，由开发区处负责，严格按照招投标程序，依法依规组织执行。

四、听取调控处关于防汛防台风保障生活必需品市场供应工作的汇报

会议原则同意汇报意见。会议确定，由调控处负责，根据局长办公会讨论意见，进一步修改完善后，按程序印发并组织实施。

五、听取调控处关于"菜篮子"监测系统升级和运维建设方案情况的汇报

会议原则同意汇报意见。会议确定，由调控处负责，严格按照政府采购服务的相关规定执行。

六、听取外经处关于青岛市"十四五"高水平对外开放规划项目采购情况的汇报

会议原则同意汇报意见。会议确定，由外经处负责，按程序依法依规组织实施。

市纪委监委派驻第十五纪检监察组二级调研员××参加会议。

出席：略

列席：局有关处室负责人

2. 根据内容不同分类 可分为决议型纪要和综合性纪要。这种分类方法比较普遍。

（1）决议型纪要 主要反映与会者就会议问题，在统一认识的基础上所形成的决定、会议。这种纪要多用于工作会议和行政会议。

（2）综合性纪要 侧重于全面概述会议基本情况，包括会议的议题、讨论情况、讨论结果等。这种会议纪要多用于座谈会、研讨会。

【例文】

抓住机遇 扩大开放

——沿长江五市对外开放研讨会纪要

沿长江五市（重庆、岳阳、武汉、九江、芜湖）对外开放研讨会，于××年7月15～16日在庐山经纬宾馆举行。这次会议是在党中央和国务院作出以上海浦东为龙头，进一步开放长江沿岸城市的战略决策之后，由求是杂志社经济部、江西省体改委、九江市人民政府联合召开的，来自五市的领导和有关方面的负责同志及部分新闻单位的代表共40余人参加了会议。与会代表围绕着如何搞好沿长江对外开放的问题，进行了热烈发言和深入讨论。

与会代表一致认为，搞好沿长江的对外开放意义深远重大。过去13年，我们的开放政策主要是向沿海地区倾斜，这是完全必要的，它为全国的对外开放起了先行探索和示范的作用。现在，中央提出进一步扩大沿长江和沿边的对外开放，这对于在沿海开放的基础上，形成"沿海—沿江—沿边"的整体开放格局，实现我国对外开放"全方位、多元化"的战略目标，推动对外开放向内地深入，促进沿江经济的发展有重要意义。长江在我国国民经济和社会发展中占有重要地位……

扩大沿长江的对外开放，对五市来说是机遇和挑战并存……

扩大开放，必须深化改革。代表们提出……

开放是促进和带动一切的重要途径和手段。代表们认为……

搞好长江的开放开发，必须走联合协作的路子。代表们认为……

投资环境建设是对外开放的重要内容。代表们认为……

（三）纪要的结构、内容和写法

纪要由首部、正文和尾部三部分组成。

1. 首部 这部分的主要项目是标题。有的会议纪要的首部还有成文时间、发文字号等项目内容。

（1）标题 常见的构成形式是会议名称加文种，如《全国农村爱国卫生运动现场交流会纪要》《关于改革北京、太原铁路局管理体制的会议纪要》等。但也有由发文机关、会议名称加文种构成的，如《××县人民政府蚕茧工作会议纪要》，这种形式比较少见。还有一种新闻式标题形式，即由主标题和副标题构成，主标题提示会议纪要的主旨，副标题标明会议名称和文种，如《抓住机遇　扩大开放——沿长江五市对外开放研讨会纪要》《弘扬徐虎精神　树立社会新风——"学习徐虎先进事迹座谈会"纪要》等。

（2）成文时间　会议通过的时间或有关领导人签发的时间。一般在标题之下居中位置用括号标明年、月、日，但也有把时间写在尾部的落款下面的。

2. 正文　由前言、主体和结尾三部分组成。

（1）前言　包括交代会议的名称、时间、地点、参加人员、主持人、会期、主要议程、会议形式等组织情况以及会议主要的成果，然后用"现将这次会议研究的几个问题纪要如下"或"现将会议主要精神纪要如下："等句式转入下文。这项内容主要用以简述会议基本情况，所以文字必须十分简练。

（2）主体　会议的核心内容，主要记载会议情况和会议结果。写作时要注意紧紧围绕中心议题，把会议的基本精神，特别是会议形成的决定、决议，准确地表述清楚。对于会议上有争议的问题和不同意见，也要如实予以反映。

另外，在具体写法上，不同类型的会议纪要，写法稍有不同。

1）决议型纪要　主要是根据中心议题，着重把会议形成的决定、决议的具体内容一一表述清楚。例如《关于改革北京、太原铁路局管理体制的会议纪要》，从内容上划分，它是一份决议型纪要。其主体部分针对会议中心议题"改革北京、太原铁路局管理体制，保证山西煤炭运输问题"，准确、概括地记载了会议一致同意的铁道部提出的体制改革实施方案，而这个方案的具体内容，是纪要所要重点表述的内容。

2）综合性纪要　主体内容则侧重于突出会议的指导思想，全面介绍会议的基本情况。例如《弘扬徐虎精神　树立社会新风——"学习徐虎先进事迹座谈会"纪要》，紧紧围绕学习徐虎先进事迹这一中心议题，从"什么是徐虎精神""徐虎精神的内容及实质""学习徐虎精神的方法""学习徐虎精神具有的现实意义和深远意义"等方面，阐明了座谈会的主旨，也就是基本精神——"弘扬徐虎精神，树立社会新风"，推进社会主义精神文明建设。

（3）结尾　属于选择性项目。一般是向受文单位提出希望和要求，有的则没有结尾部分，主题内容写完，全文即告结束。

一般来说，一个重要会议，虽有中心议题，但涉及的内容往往并不单一。因此，其正文部分可以采用标序列述的方法去写，以便行文主次分明，排列有序，避免表述不清或造成遗漏。如《××大学××年教学改革研讨会纪要》，正文部分列了五个问题，分别从教学改革的宏伟目标、具体内容、教改方针以及会议达成的共识等几个方面，概述了研讨会的基本精神和议定事项；第五个问题即结尾部分，提出具体要求。

这份纪要虽然内容比较多，涉及的问题比较复杂，但由于用序号分为几个问题来概述，所以依然使人感到层次清晰，主旨鲜明。

纪要在表述主题内容时，为了体现其真实性和层次感，常用"会议认为""会议指出""会议提出"或者"与会者认为"等句式领起各段文字。

3. 尾部 包括署名和成文时间两项内容。

署名只用于办公会议纪要，写明召开会议的机关单位名称。一般会议纪要不需要署名。另外，更具协定的《办法》，可以不加盖公章。至于成文时间，如果在首部页已注明，这里就不再写。

（四）撰写纪要应注意的问题

1. 概括要全面 要如实反映会议精神，不得随意取舍，不得以偏概全，不能自己赞同的就多写，不赞成的就略写或不写。这就要求写作者能够准确地把握会议宗旨，了解会议全过程，掌握有关会议材料，并且要有客观的、实事求是的态度，以便从大量讨论、发言以及不同的简介、意见中，抓住实质性问题，从理论上加以归纳、总结。

2. 具备一定的分析、综合和表达能力 这样表述上才能做到重点突出，条理清晰，文字简练，不拖沓冗杂。

【例文】

××纪要

××年×月×日，××部门召开××会议，会议由××主持，会议的主要议题是××。

会议首先研究讨论了……，……在会上发言，提出……；会议根据大家意见，表决通过了……

会议还研究讨论了……，……在会上发言，提出……；会议根据大家意见，表决通过了……

会议最后强调……

××年×月×日

【例文】

全国拥军优属拥政爱民工作会议纪要
全国拥军优属拥政爱民工作领导小组 民政部 总政治部
（二〇〇四年一月九日）

经国务院、中央军委批准，全国拥军优属拥政爱民工作领导小组（以下简称全国双拥工作领导小组）、民政部、总政治部于 2004 年 1 月，在北京召开了全国拥军优属拥政爱民工作会议。会议以邓小平理论和"三个代表"重要思想为指导，认真贯彻党的十六大精神，总结交流了 1991 年全国双拥工作会议以来的经验，研究部署了当前和今后一个时期的双拥工作任务，命名表彰了双拥模范城（县）、双拥模范单位和个人。中共中央政治局常委、国务院总理温家宝代表党中央、国务院、中央军委作了重要讲话。中共中央政治局委员、国务院副总理、全国双拥工作领导小组组长回良玉作了拥军优属拥政爱民工作报告。北京市人民政府、山东省人民政府、南京军区、空军等军地单位在会上介绍了做好新形势下双拥工作的经验。全国双拥工作领导小组全体成员，各省、自治区、直辖市双拥工作领导小组负责同志，解放军四总部和各大单位、武警部队领导，双拥模范城（县）、双拥模范单位和个人代表等600余人出席了会议。

会议指出，拥军优属、拥政爱民，是在中国共产党领导下我国亿万军民的伟大创造，是我党我军我国人民的优良传统和特有的政治优势……

会议强调，进入新世纪新阶段，我们正在全面建设小康社会，完善社会主义市场经济体制，推进中国特色军事变革，现代化建设的任务更加光荣而艰巨……

一、充分认识新形势下加强军政军民团结的极端重要性

……

二、深入进行以爱国主义为核心的国防教育和双拥宣传教育

……

三、围绕实现全面建设小康社会目标加强军地协作

……

四、适应中国特色军事变革做好支持军队建设工作

……

五、切实把维护社会稳定作为双拥工作重要任务

……

六、认真抓好拥军优抚安置政策的落实

……

七、以改革创新的精神推进双拥工作深入发展

……

八、进一步加强双拥工作的组织领导

……

目标检测

一、选择题

1. 批复主要分为（　　）。

　　A. 审批性批复　　　　B. 指示性批复　　　　C. 授权性批复　　　　D. 公布性批复

2. 批复的特点有（　　）。

　　A. 针对性　　　　　　B. 回复性　　　　　　C. 权威性　　　　　　D. 时效性

3. 函的特点有（　　）。

　　A. 沟通性　　　　　B. 灵活性　　　　　C. 单一性　　　　　D. 传播性

4. 纪要的特点有（　　）。

　　A. 纪实性　　　　　B. 概括性　　　　　C. 指导性　　　　　D. 周知性

5. 批复和函的主要区别是（　　）。

　　A. 适用范围不同　　B. 行文关系不同　　C. 性质、作用不同

二、思考题

1. 分别简述撰写批复、函、纪要应注意的问题有哪些。

2. 纪要的结构是怎样的？

3. 纪要有哪几类？

书网融合……

 微课　　　　　划重点　　　　　自测题

PPT

学习目标

知识要求

1. **掌握** 事务文书的概念、特点、类别及写作基本要求。
2. **熟悉** 撰写事务文书应注意的问题。
3. **了解** 事务文书的作用。

能力要求

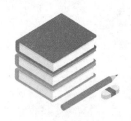

1. 能够熟练掌握计划、总结、个人总结与述职报告、调查报告的撰写要求。
2. 学会根据写作目的和要求正确选择运用计划、总结、个人总结与述职报告、调查报告等文种；运用计划为未来的工作作出正确预想，为今后的任务作出正确决策；运用总结、个人总结对实践活动和工作进行回顾，找出成绩与问题、经验与教训，用来指导今后的工作；运用述职报告陈述自己如何履行岗位职责，促使忠于职守，更好地完成工作任务；运用调查报告实事求是地反映和分析客观事实，提出迫切需要解决的问题。

实例分析

实例

××食品药品监管局工作总结

本年度以来，在上级业务部门的指导下，依照县局总体工作思路和食品药品稽查工作安排，重点开展了以下几方面工作：

一、结合我县创卫工作，积极开展食品平安专项整治

……

一年来，监督稽查查察查察食品生产单位 5 户次，食品流通单位 846 户次，餐饮单位 726 户次，下发监督意见书 480 份，责令整改通知书 9 份，查处食品经营单位违法违规行为 4 起，立案 2 起，查处餐饮办事单位违法违规行为 5 起，立案 1 起，没收过时食品价值 1020 元，罚款 20000 元。对 110 户餐饮办事单位进行了量化评分。

二、全力抓好餐饮办事食品平安稽查和重点保障工作

……

三、增强药械市场监管，深入开展专项整治工作

……

四、树立健全食品药品应急回应机制，提高食品药品突发应急事件处置惩罚水平

……

下一年，我们将结合食品药品监管体系建设，在培训新增食品药品稽查人员的基础上，持续增强稽查队能力素质，做好稽查执法人员培训工作，努力打造"政治过硬、业务优良、行动快捷、高效廉正"的食品药品稽查队品牌形象，用党的群众路线指导推动食品药品科学稽查，以更崇高的责任感和使命感，切实抓好食品药品监督工作。

问题 1. 上文在结构上包括部分？

2. 写作工作总结起到了什么作用？

3. 总结的成绩和经验体现在哪里？

事务文书是机关、团体、企事业单位在处理日常事务时用来沟通信息、安排工作、总结得失、研究问题的实用文体，是应用写作的重要组成部分。

由于这类管理类文体处理的日常事务亦为公务，所以事务文书属于广义的公文范畴。它与狭义公文（党政机关公文 15 种）的区别在于：①无统一规定的文本格式；②不能单独作为文件发文，需要时只

> **请你想一想**
>
> 法定公文具有较强的权威性、政策性，一些公文起到了法规、准绳的作用，那么事务性文书也具有同样的权威性和政策性吗？

能作为公文的附件行文；③必要时它可公开面向社会，或提供新闻线索（如简报），或通过传媒宣传（如经验性总结、调查报告等）。

一、计划

计划是一种应用范围广泛、使用频率较高的应用文体。国家机关、企事业单位、社会团体都可以制订计划。

（一）计划的概念、作用和特点

1. 计划的概念 计划是国家机关、企事业单位、社会团体预先对今后一定时期内的工作、活动作出安排的一种应用文。

2. 计划的作用 计划是建立正常工作秩序、做好工作的前提，是领导指导、检查工作并进行监督的依据。计划可以使机关单位的各项工作有所遵循，避免盲目性；使群众明确下一步工作、学习的目标，增强自觉性和主动性，充分发挥工作人员的主观能动作用。

3. 计划的特点

（1）针对性 计划是根据党和国家的方针、政策精神和有关法律法规，针对本系统、本机关、本单位、本部门的实际情况制订的，它特别强调针对性。不从实际出发所制订的计划，是毫无价值的计划。

（2）预见性 计划的本质特点。计划是在行动之前制订的，它以实现今后的目标，完成下一步工作、学习任务等为目的。它是在总结过去的成绩和问题，分析目前的工作、学习实际，预测今后发展趋势的基础上制订的。对客观现实准确地认识和科学地

预测是增强计划预见性的保证。

（3）可行性　计划能够实施的保证。计划如果没有预见性，那就失去了制订它的意义；而如果计划没有可行性，那么就如同一纸废文，没有任何用处。

计划的可行性，在于它是依照党和国家的方针政策制订，又是在总结过去，分析现状的基础上所做的科学预见，它顺应着事物发生、发展的客观规律。所以计划所提出的目标和任务、方法和步骤、要求和措施等，应当是可靠、切实可行的。

（4）约束性　计划一经通过、批准，在它所涉及的范围内，就有了一定的约束性，机关、单位、部门在工作中必须按要求予以贯彻执行，不得随意变更，更不能顶着不办。计划只在一个特定的时间范围内有效，离开了一定的时间范围，就失去了它本来的作用和意义。

（二）计划的分类

计划是个统称，如规划、纲要、设想、打算、方案、安排等，都是根据计划目标的远近、时间长短、内容详略等差异而确定的名称。计划的种类繁多。从不同的角度，可以有不同的分类方法。

1. 根据内容分类　分为学习计划、工作计划、生产计划、财务计划、教学计划、分配计划、销售计划等。

2. 根据使用范围分类　分为班组计划、单位计划、地区计划、国家计划等。

3. 根据时间期限分类　分为周计划、月计划、季度计划、年度计划、五年计划、十年计划等。

4. 根据性质和作用分类　分为指令性计划、指导性计划、综合性计划、专题性计划等。

（三）计划的结构、内容和写法

计划由标题、正文和尾部三部分组成。

1. 标题　一般包括单位名称、时间界限、事由和文种等项。这几项要素，有的计划的标题全有，如《××社区卫生服务中心20××年中药饮片管理工作计划》；有的不写单位名称，如《20××年度中药饮片管理工作计划》；有的不写时间项，如《××社区卫生服务中心中药饮片管理工作计划》；有的由事由和文种构成，如《中药饮片管理工作计划》；有的甚至只写文种《计划》。

计划的文种名称是多种多样的。实践中除了"计划"这一名称以外，还有安排、方案、设想、要点、纲要、规划等。但什么情况下用什么文种名称是有区别的，一般来说，计划适用于各种性质的任务指标计划；安排适用于较短时间内要完成工作的计划；设想用于下一阶段或未来工作的重点；纲要和规划则适用于期限较长的、涉及范围较广的计划。

2. 正文　一般由前言、主体、结尾三部分组成，但有的没有结尾部分。　🅴 微课1

（1）前言（开头、引言）　计划的开头部分，通常用以简明扼要地概述制订计划的指导思想、依据、意义、本单位情况及总目标等。一般包括以下四方面内容：制订计划的依据，概述单位基本情况、分析完成计划的主客观条件，提出总的工作任务或完成计划指标的意义，指出制订计划的目的。

普通的、简单的计划可以不必全部具备上述内容，而且上述四方面内容可根据实际需要作出适当选择和取舍。

（2）主体 计划的核心和重点，它说明计划的目标（做什么）、措施（如何做）、步骤（何时完成），是计划的"三要素"。

1）目标和任务 明确说明计划要达到的目标、指标和要求。要做哪些事、要达到什么程度、在多长时间内完成。

2）措施 详细说明完成目标任务的具体措施、行动步骤、时间分配、人员、物资、财力支持等。

3）步骤 明确完成目标和任务的步骤、具体时限，回答"何时做"。

这部分是要求实施和随时对计划落实情况进行检查的依据。所提出的任务、要求应当明确，完成任务的措施、办法、步骤、期限等要具体可行。

计划的主体常常采用标序列项的方法进行表述，也有的采用表格和文字说明相结合的形式来表述。实践中，后一种形式用得较少。

（3）结尾 补充说明需注意事项，或提出要求、希望、号召。可以提出执行要求，也可以展望计划实施的前景。还有的计划，主体内容表述完毕全文就结束。具体怎样来写，要根据内容表达需要确定，不要画蛇添足，使结尾流于形式。

3. 尾部 包括署名和时间两项。署名写上制订计划的单位名称。标题中已表明单位名称的，这里可不再写。时间写计划通过或批准的年、月、日。

（四）撰写计划应注意的问题

（1）注意深入领会党和国家的有关方针、政策、法律、法规的精神，以之作为制订计划的指导思想。

（2）注意从本单位、本部门的实际情况出发，不要脱离现实，任务指标不要定得过高或过低。

（3）措施和办法要制定得具体、可行，以便落实和监督检查。

（4）表达方式要以说明为主，行文中不要夹杂不必要的议论。

【例文】

2020 年质量强省暨质量提升行动工作计划

为深入推进质量强省战略，推动创新驱动发展，切实提升全省质量发展水平，助力我省统筹做好疫情防控和经济社会发展，特制订本计划。

一、聚焦重点领域，大力推动质量提升

（一）推动产品质量提升

推动制造业实现质量提升……

　　推动农产品质量提升……

　　提升食品质量安全水平……

　　提升药械化质量安全水平……

　　（二）推动工程质量提升……

　　（三）推动服务质量提升……

二、强化质量支撑，助力打赢三大攻坚战

（一）培育优势产业促进精准扶贫……

（二）改善生态环境提高人居质量……

（三）提升金融服务标准防范金融风险……

三、加强质量监管，服务民生安全

（一）切实维护消费者权益……

（二）开展质量抽检监测……

（三）加强质量信用和追溯体系建设……

（四）开展防疫物资产品质量和市场秩序专项整治……

四、深化"放管服"改革，持续优化质量环境

……

五、推动质量创新升级，助力复工复产

……

六、加强统筹协调，完善质量发展机制

……

××省质量强省工作领导小组

2020 年×月×日

二、总结

（一）总结的概念、作用和特点

　　1. 总结的概念　　总结是国家机关、企事业单位、社会团体等通过对过去一阶段工作的回顾和分析评价，以判明得失利弊，提高理性认识，指导今后工作的一种常用文书。

　　总结的应用范围相当广泛。机关、单位、团体、个人都可以总结。我们着重介绍事务文书中总结的写作。

　　2. 总结的作用　　总结可以使本系统、本地区、本单位、本部门某一项工作的实践活动由感性认识上升到理性认识，以便发扬成绩，克服缺点，吸取经验教训，使今后的工作少走弯路，多出成果。它可以为各级领导机关提供基层工作的情况和经验，以便加强科学管理和指导；还可以用于表彰先进，树立典型、交流推广先进经验，指导和推动面上的工作，促进"两个文明"建设的发展。

　　总结不具有行政约束力，但有提高理论认识，指导今后实践，提供经验借鉴，鼓

舞教育群众和调动积极性的作用。

3. 总结的特点

（1）真实性　总结是人们自身实践的本质反映，要求内容真实，完全忠实地反映自身的实践活动。

（2）针对性　总结是对个人、本单位、本部门、本地区的工作实际进行检查、回顾和评价，并提出适合本人、本单位或本部门特点的努力方向。

（3）认识的规律性　总结是从自身的实践中归纳出带规律性的东西、从零散的感性材料中概括出正确的观点，形成体现本质特征的理性认识并用以指导今后的实践。

（4）表述的简明性　主要运用概述的方法，用高度概括的具体事实做简要说明而不是具体描写，发表议论直截了当而不必多方论证。

（5）生动性　主要靠事例本身的典型、新鲜和生动感人。

总结可以用公文的形式上报（报告），由上一级机关以通知的形式予以印发。

（二）总结的分类

总结的类别较多。从不同的角度，可以有不同的分类方法。

1. 根据时间分类　分为年度总结、季度总结、月度总结等。

2. 根据内容分类　分为全面性总结和专题性总结。

（1）全面性总结　对过去一段工作情况所做的全面性回顾总结。这种总结涵盖面比较广，篇幅比较长，要求全面、系统、客观地反映工作全貌，多用于报送上级领导机关并下发到基层干部职工，有时也用于与平行机关交流情况。

（2）专题性总结　又称单项总结。是对过去某一项工作或某项工作中的某个问题所做的专门总结。这种总结内容比较单一，针对性比较强，与全面总结相比，篇幅一般不长，往往侧重于典型经验的总结。多用于交流经验，树立典型，指导、推动面上的工作。

（三）总结的结构、内容和写法 📱 微课2

以工作总结为例。

1. 标题　①由单位名称、时间期限和文种名称组成；②用一句能体现文章主题的概括的话作为标题，如经验总结《加强管理监督　防范金融风险》；③正副标题，正标题概括总结内容，副标题标明单位名称、时间期限、总结种类。举例如下。

严肃党纪国法　推进反腐倡廉

——××市海关党委专项整风总结

2. 开头（前言）　正文的开头，一般简明扼要地概述基本情况，交代背景，点明主旨或说明成绩，为主体内容的展开做必要的铺垫。

写法上比较灵活：或是概述工作的基本情况、点明主旨；或是总结主要成绩、主要特点，对内容和范围做必要提示；或是先提出总结结论，再引出下文；或是用设问句式开头，强化主旨，引起人们的关注等。总之，如何开头，没有固定的程式，要根据表现主旨的需要而定。

下面请看两篇总结的前言。

【例文】

××年工作即将结束，这一年是我院不断深化改革，加快发展，增进效益的一年，更是落实以患者为中心工作理念的一年。本年度，药剂科在院领导的正确领导下，在各兄弟科室的大力配合支持下，较好地完成了全年工作任务，并且在工作模式上有了新突破，工作方式有了较大的改变，现将全年工作总结如下：

【例文】

××年以来，我镇在县委、县政府的正确领导下，在县食品药品监督管理局的精心指导下，认真贯彻上级部署，按照保安全、强监管、促发展的总体思路，坚持疏堵结合、打防并举、标本兼治、重在治本的原则，以实施食品药品放心工程为重点，以推进食品药品市场整治工作为主线，以创新体制机制为动力，以信用体系建设为保障，强化措施，狠抓落实，食品药品安全保障水平得到全面提升，为促进我镇经济健康、快速发展作出了积极贡献。

第一篇的前言，是在概述前一段工作基本情况的基础上，指出药剂科全科同志坚持抓的工作重心；第二篇的前言则是通过说明实施食品药品放心工程的重要意义，突出食品药品安全保障工作的主要做法和经验。这两篇前言的写法不同，但在简要概述、切入总结的主旨上却有共同的特点。正所谓"立片言而居要"，使读者一看开头，就能对文章所总结的中心议题有一个明确的认识。

3. 主体　总结的核心部分，其内容包括做法和体会、成绩和问题、经验和教训等。

这一部分要求在全面回顾情况的基础上，深刻、透彻地分析取得成绩的原因、条件、做法以及存在问题的根源和教训，揭示工作中带有规律性的东西。回顾要全面，分析要透辟。总结中所谈的成绩和问题，应该是主要的、本质性的、有个性的东西，不要事无巨细，一一罗列。

不同类型的总结，内容各有侧重。

（1）全面性总结　以上各项内容都有，其主体一般包括两个层次，即成绩和经验、存在的问题和教训。

（2）工作总结　重点应放在第一层次，要把主要成绩说充分，做法谈具体，经验讲得恰如其分。第二层次为存在的问题，不一定每篇都写，但是从辩证的角度看，工作中的问题、不足或失误一般来说总是难免的，不能"一俊遮百丑"，说好就好得无可挑剔。所以这一部分应该从实际出发，如实反映工作中存在的重大问题或事故，其正文应该围绕存在的问题、产生的根源及引出的教训去写，甚至可以写成专题性总结。

（3）专题性总结　一般以经验介绍为主要内容，其正文主要是谈经验和做法。

总结主体的结构，主要采用逻辑结构形式。

全面性总结根据过去一段时间工作中的成绩与缺点或者经验与教训的内在联系去

组织材料；专题性总结总是以经验为轴心，从几条经验或一条经验的几个方面出发去组织材料。

如××政府机构写的专题总结《××年食品药品安全工作总结》，其主体从"领导重视，制度健全、落实到位""加强宣传，营造氛围""突出重点，强化监管"三个方面，以递进式逻辑结构总结出食品安全保障工作的经验，就是必须落实以上三个方面。

4. 结尾 可以概述全文，可以说明好经验带来的效果，可以提出今后努力方向或改进意见，也可以不要结尾段，主体收尾，全文结束。总之，不要用空洞的套话去收束全文。

如《××年市药监局药品日常监管工作总结》的结尾："今后我局会继续加大监管工作力度，不断优化监管工作方法，提高监管工作效能，将我县药品监管工作水平推向更高的层次。"

这个结尾既说明了好经验带来的效果，也提出了今后努力的方向，使总结的主旨得到深化。

5. 尾部 包括署名和时间两项内容。署名写上总结的单位名称，标题中已表明单位名称的，这里可不再写；时间写上总结的年、月、日。

（四）撰写总结应注意的问题

1. 要有实事求是的态度 工作总结中，常常出现两种倾向：①好大喜功，搞浮夸，只摆成绩，不谈问题；②将总结写成了"检讨书"，把工作说得一无是处。这两种倾向都不是实事求是的态度。总结要如实地、一分为二地分析、评价自己的工作。对成绩，不要夸大；对问题，不要轻描淡写。

2. 要写得有理论价值 ①要抓主要矛盾，无论谈成绩还是谈存在问题，都不要面面俱到；②对主要矛盾要进行深入细致的分析：谈成绩要写清怎么做的，为什么这样做，效果如何，经验是什么；谈

> **请你想一想**
> 计划和总结是否有一定联系？它们是什么关系？

存在问题，要写清是什么问题，为什么会出现这种问题，其性质是什么，教训是什么。这样来总结，才能对前一段的工作有所反思并由感性认识上升到理性认识。

3. 要用第一人称、叙议得当 要从本单位、本部门的角度来撰写；表达方式以叙述、议论为主，说明为辅。可以夹叙夹议：交代工作过程、列举典型事例时以叙述为主，分析经验教训、指明努力方向时则多发议论。

【例文】

××医院中医药文化建设工作总结

中医药文化是中华民族优秀传统文化的重要组成部分，是在中医药学发生发展过程中形成的精神财富和物质形态，是中华民族几千年来认识生命、维护健康、防治疾病的思想和方法体系，是中医药服务的内在精神和思想基础。中医医院是中医药文化继承和创新、展示和传播的重要场所。今年以来，我院高度重视中医药文化建设工作

并取得了可喜成绩，主要工作情况如下：

一、明确了指导思想、基本原则和主要目标

我院中医药文化建设以中医药文化为主体，以大力培育和倡导中医药文化的价值观念为核心，在继承传统的基础上创新发展，在价值观念、行为规范、环境形象等方面充分体现中医药文化特色，进一步增强我院中医药文化底蕴，彰显中医药文化氛围。从我院实际出发，制定了……

二、开展医院文化建设

（一）价值观念体系

深入挖掘中医药文化中"医乃仁术""大医精诚"等价值观念，在思想理念、价值取向、培育方针等方面充分体现中医药文化。

1. 坚持以中医为主的办院方向，保持中医药特色优势……

2. 确立了"文明行医、亲情服务、廉洁自律、人诚勤和"的服务理念……

3. 坚持"真诚关爱、信守承诺、规范服务、科学管理"的宗旨……

4. 弘扬医院"团结勤奋、敬业严谨、创新立业、博爱济世"精神……

5. 集中智慧，编写院歌，中医药文化底蕴深厚，源远流长……

（二）行为规范体系

在完善医院行为规范体系中充分体现中医药文化。我们将中医药文化融入各种规章制度、工作规范以及《员工守则》的制定和实施过程中，建立并不断完善行为规范体系，使其言行、举止、思维、诊疗工作无不体现中医药文化的内涵，鼓励各科室建设富有自身特色的个性化科室文化。形成富含中医药文化特色的服务文化和管理文化，促进服务质量和服务效率的提升。

1. 诊疗行为规范……

2. 言语仪表规范……

3. 教学传承规范……

（三）环境形象体系

在优化医院环境形象体系中充分体现中医药文化。

1. 建筑外观和庭院建设……

2. 宣传栏和展板建设……

3. 院报建设……

4. 医院网站建设……

总之，虽然我院的中医药文化建设工作才刚刚起步，今后要做的工作还很多，道路还很长，但只要我们有信心，坚持沿着以往正确的道路走下去，就一定会把该项工作做得更好。

三、个人总结与述职报告

个人总结与述职报告也可以算作广义的事务文书，具有公私兼顾的性质，如主要用于公务活动中如单位的考核，则可以视为一种事务文书；如主要用于私人事务领域，则应该视为一种私务文书。

（一）个人总结

【例文】

××年度工作总结

××年，转眼即逝。在过去的一年里，虽然说工作中存在许多不足，但是收获也不少。回首过去的一年，感慨万千。现将一年来工作的心得和感受总结如下：

一、恪尽职守，切实落实岗位职责，认真履行本职工作

每个工作日按时上下班，不迟到，不早退；努力完成公司销售管理办法中的各项要求；严格遵守公司各项规章制度；对工作具有极高的敬业精神和高度的主人翁责任感，基本完成了各项工作任务。岗位职责是职工的工作要求，也是衡量职工工作好坏的标准。我在从事药品销售工作以来……

二、注重药品的摆放、分类和装饰

在工作中严格药品与非药品，处方药与非处方药的摆放，随时注意货架上的药品数量和卫生状况，及时补充货架上畅销的药品并写好售完药品的计划，积极配合店堂经理的工作，尽量让常用药品和畅销药品不出现缺货、断货情况……

三、真诚、热情、微笑的服务

接待顾客时一定要真诚、热情、微笑服务。正确地说话，说正确的话，该说的就说，不该说的就不说……

四、正确对待客户反馈的意见和建议，及时妥善解决

比如日常接待顾客退换药品，尽量做到以人为本、诚信为本、以理服人、以德服人，用专业知识和销售技巧使顾客信服药效，尽量避免退换药品之类的事情发生。在药品销售过程中……

当然在实际工作中也存在许多不足。譬如：……

五、熟悉相关法律法规

在药店里面工作，必须熟悉《药品经营质量管理规范》《药品管理法》等相关内容。

在日常工作中，我往往只注意到了药品的销售和店堂陈列等，而忽略了《药品经营质量管理规范》《药品管理法》等相关内容的学习。所以……

六、对中药处方认真审方

今年本店增加了中药的销售，这在以前的工作中是没有的，在中药销售方面，虽然我们的工作只是划价和调配，但是，在实际工作中，我们会遇见许多意想不到的工作难题。譬如：……

当然，工作中的不足还有很多，需要在今后不断改正，我相信，只要我能够坚持一切以患者利益为重，在新的一年里一定会做得更好。

撰写个人总结应该特别注意以下几点：①尽量避免口语化、文学化语言的运用；②要内容充实、重点突出；③要符合个人实际，注意找出不足，提出改进措施及努力目标。

（二）述职报告

述职报告是一种特殊形式的个人工作总结。

1. 述职报告的概念　各级机关、企事业单位、社会团体的各级领导干部及管理人员，向组织人事部门、上级主管机关或本单位的员工陈述自己在任职期间履行岗位职责情况的书面报告。

有助于考核、评价干部，有利于提高干部素质、能力。

2. 述职报告的特点

（1）选材的限定性　述职报告所写的内容在选材上是被限定的。因为述职报告无论是汇报成绩、说明不足，还是简述阶段工作目标，或概括今后工作打算，所用的材料都被限定在述职者的职责范围内，不能游离于职责范围之外。

（2）内容的总结性　述职报告内容是述职人回顾任职期间的工作情况，因而带有总结性。

（3）文风的严肃性　述职报告场合的庄重性、各级领导的重视性、单位群众的监督性，要求述职者必须严肃对待述职报告。首先述职态度要实事求是，不夸大，不缩小；其次分析问题要辩证；再次报告中涉及的时间、地点、数字、事例等必须完全真实。

（4）用途的鉴定性　述职报告要向上级委派的考核人、本单位干部群众一字不漏地宣读，经本单位干部群众分组讨论，辨别是否正确、客观后，进行民主评议，再上交主管部门，让上级了解述职人的情况，作为升迁、留任、降职、调整等的重要依据之一，所以带有鉴定性。

3. 述职报告的分类

（1）根据内容分类　分为综合性述职报告、专题性述职报告。

（2）根据时间分类　分为任期述职报告、年度述职报告、临时性述职报告。

4. 述职报告的结构、内容和写法

（1）标题　通常有两种写法：①由述职人和文种构成，如《我的述职报告》；②直接用文种作标题，即《述职报告》。

（2）称谓　面对的对象或呈报的部门，如"各位领导""董事会""组织人事部"等。

（3）正文

1）导言　概述现任职务、任职时间、岗位职责、工作目标及对自己工作的总体估价。

2）主体　履行岗位职责的情况。内容包括工作思路、工作指导思想、工作成效、经验、存在的主要问题、失误、改正措施、努力方向，注重介绍典型工作实绩，并写明起止时间。

3）结尾　通常写的话语有"以上报告，请领导和同志们指正""以上是我的述职报告，谢谢各位"。

5. 撰写述职报告应注意的问题

（1）实事求是　无论称职与否，都要用事实说话，与事实相符。既不夸大成绩与不足，又不缩小功与过。

（2）突出能力　能力强与弱，是称职与否的主要依据，因此，述职的重点应放在证明履行职责的能力上。

（3）情理交融　要将自己的真情实感融于叙事说理的过程中，为此，必须抱有诚意。

你知道吗

实际写作中，很多人将工作总结同述职报告相混淆。工作总结，可以是单位的、集体的，也可以是个人的，写作角度是全方位的，凡属重大的工作业绩、出现的问题、经验教训、今后的工作设想等都可以写；而述职报告则不同，它要求侧重写个人履行职责方面的有关情况，往往不与本部门、本单位的总体业绩、问题相掺杂。

【例文】

述职报告

尊敬的各位领导、各位同事：

一年来，在市局党组和本局领导的关怀、领导下，在全体同志的支持和协助下，围绕本职工作，本着"上为党组负责，下为基层服务"的原则，本人踏踏实实地完成了本职工作和领导交办的各项任务。经过一年的努力，主要完成了以下工作：

一、依法履行职务情况

我是分管局内三个股一个队业务工作的，主要工作任务：……

（一）加强业务指导，以娴熟的业务能力为基层提供优质服务

作为业务分管，服务的载体是市场，服务的对象是执法人员和相对人，服务质量的考评标准是百姓能否吃上放心药。为了完成市局和局领导下达的工作任务和目标，我采取的措施是引导、督导、指导三到位。

1. 引导到位……

2. 督导到位……

3. 指导到位……

（二）强化市场监管力度，严厉打击违法违规行为

1. 开展专项整治，解决突出问题

（1）开展了医疗机构使用麻醉药品、一类精神药品的专项检查……

（2）开展了一次性使用无菌医疗器械市场专项整治……

2. 加强市场的执法检查，严厉打击违法犯罪行为……

3. 加强对药品监督抽验工作的指导，确保完成抽验工作……

（三）积极做好药品不良反应监测工作

一年来，通过积极主动宣传 ADR 的相关常识，使部分涉药单位端正了对 ADR 的认识，消除对 ADR 的偏见和误解，今年我县上报 ADR 报告××例，实现 ADR 报告在我县零的突破。

（四）抓好企业帮扶，稳步推进 GSP 认证改造工作

1. 在×月份举办的 GSP 认证培训班上，对××家药品零售企业负责人和质检人员进行了 GSP 认证相关知识的讲解，为企业提高 GSP 认证思想认识和企业建设打好基础。

2. 积极做好我县药品零售企业 GSP 认证的现场模拟检查。×月份完成县内××家药品零售企业 GSP 认证模拟检查工作，为下一步全县药品零售企业 GSP 认证工作创造了有利的条件。

3. GSP 认证工作进展顺利，认证工作按期完成。截至××××年××月××日，镇内××家药品批发企业，××家药品零售企业一次性通过省局 GSP 认证检查组的现场检查验收。

二、廉洁自律情况

几年来，我能自觉遵守中央和各级党委有关领导干部廉洁自律的规定，要求自己做到：

1. 按守则自律……

2. 用制度自律……

3. 以"副局长"自律……

三、工作中的问题和不足

……

四、今后努力方向

1. 抓好理论学习，提高素质……

2. 抓好业务学习，增长才干……

3. 抓好自身修养，做好参谋和服务工作……

4. 抓好观念上的改变，增强创新意识……

述职人：×××

××年×月×日

四、调查报告

（一）调查报告的概念

调查报告，又称考察报告、调研报告。调查报告是反映对某个问题、某个事件或某方面情况调查研究所获得的成果的文章。

（二）调查报告的分类

1. 根据调查内容的复杂程度分类

（1）专题性调查报告　针对某件事情或某个问题撰写的调查报告。它能及时揭露现实生活中的矛盾，反映群众的意见和要求，研究急需解决的具体的实际问题，并根据调查的结果提出处理意见，或者对策，或者建议。

（2）综合性调查报告　以综合调查数量众多的对象及其基本情况为内容的报告。具有全面、系统、深入和篇幅较长的特点。使读者可以从报告中看到事物相对完整的情况。

2. 根据调查后提出的建议性质分类

（1）理论研究型调查报告　以学术研究为目的而撰写的调查报告，它以收集、分类、整理资料并提出问题、报告结论为特点，理论性较强，大多发表在学术刊物上，或载于学术著作中。

（2）实际建议型调查报告　为适应实际工作需要而提出切实可行的工作措施的调查报告，其主要内容是为预测、决策、制定政策和处理问题等进行调查并提出具体做法的建议。

3. 根据调查所针对内容的时间性分类

（1）历史情况型调查报告　以历史情况为对象进行调查，可以为人们了解某一事物或问题的历史资料和历史真相提供帮助。

（2）现实情况型调查报告　以正在发生、发展的一些现实事物和问题为调查对象，人们可以通过它了解和认识这些事物和问题的客观情况，并作为其他认识活动的依据或参考。

（三）**调查报告的结构、内容和写法**

调查报告由标题、正文和尾部三部分组成。

1. 标题　有单标题和双标题两类。

（1）单标题　一个标题。其中又有公文式标题和文章式标题两种。

1）公文式标题　由事由和文种构成，如《××省医药市场调查报告》。

2）文章式标题　如《××市的医药行业》；或是表明作者通过调查所得到的观点的标题，如《止吐药物：销售增加而药价走低》。

（2）双标题　有一个正题、一个副题，如《机会与挑战并存——银杏叶制剂市场调查报告》。

2. 正文　包括导语、正文的主体、结尾三部分。

（1）导语　调查报告的前言，主要作用是简洁明了地介绍有关调查的情况，或提出全文的引子，为正文写作做好铺垫。常见的导语如下。

1）简介式导语　对调查的课题、对象、时间、地点、方式、经过等做简明的介绍。

2）概括式导语　对调查报告的内容（包括课题、对象、调查内容、调查结果和分析的结论等）做概括的说明。

3）交代式导语　对调查课题产生的由来做简明的介绍和说明。

（2）正文的主体　正文是调查报告的主体。它对调查得来的事实和有关材料进行叙述，对作出的分析、综合进行议论，对调查研究的结果和结论进行说明。

正文的结构有不同的框架。

1）根据逻辑关系安排材料的框架　纵式结构、横式结构、纵横式结构。这三种结构，以纵横式结构最常用。

2）根据内容表达的层次组成的框架　①"情况－成果－问题－建议"式结构，多用于反映基本情况的调查报告；②"成果－具体做法－经验"式结构，多用于介绍经验的调查报告；③"问题－原因－意见或建议"式结构，多用于揭露问题的调查报告；④"事件过程－事件性质结论－处理意见"式结构，多用于揭示案件是非的调查报告。

（3）结尾　内容大多是调查者对问题的看法和建议，这是分析问题和解决问题的必然结果。调查报告的结尾方式主要有补充式、深化式、建议式、激发式等。

3. 尾部　调查报告的尾部要写明调查者以及完稿时间。如果标题下面已注明调查者，则尾部可省略。

（四）调查报告的写作程序

调查报告写作要经过以下五个程序。

1. 确定主题　主题是调查报告的灵魂，对调查报告写作的成败具有决定性意义。因此，确定主题要注意：①报告的主题应与调查主题一致；②要根据调查和分析的结果修正主题；③主题宜小，且宜集中；④要尽量与标题协调一致，避免文题不符。

2. 取舍材料

（1）要选取与主题有关的材料，舍弃与主题无关的材料，使主题集中、鲜明、突出。

（2）要经过鉴别，精选材料，不仅使每一材料都能有用，而且能以一当十。

3. 拟定提纲　调查报告构思中的一个关键环节。调查报告的提纲有两种：①观点式提纲，即将调查者在调查研究中形成的观点按逻辑关系——地列写出来；②条目式提纲，即按层次意义表达上的章、节、目，逐一写成提纲。也可以将这两种提纲结合起来制作提纲。

4. 起草报告　调查报告写作的行文阶段。要根据已经确定的主题、选好的材料和写作提纲，有条不紊地行文。在写作的过程中，要从实际需要出发选用语言、标点符号和表达方法，还要注意灵活地划分段落。

5. 修改报告　报告起草好以后，要认真修改。主要是对报告的主题、材料、结构、语言文字和标点符号进行检查，加以增、删、改、调。在完成这些工作之后，才能定稿向上报送或发表。

你知道吗

调查报告是一种说明性的文体，与通讯相比，二者都有大量的事实材料，而且对事实的叙述都比较完整；但通讯往往是写一连串的事件情节，有形象的刻画和细节描绘，通过生动的事例和感人的形象来表现主题，而调查报告则侧重用事实说明问题，它的主题是由作者直接表述出来的。与评论相比，它们都有鲜明的观点，有理论色彩；但评论文章主要是通过逻辑推理和论证来证实其观点，而调查报告则主要通过事实说明其观点，对调查对象作出评价，阐明其意义，或从总结点上的经验入手，讲明某个道理。

【例文】

张掖市中药材种植情况调查

甘肃中药材生产主要集中于中南部的高寒阴湿贫困区，是甘肃变自然条件劣势为特色资源优势的主导产业之一，种植中药材也是贫困地区增加地方财政收入和农民脱贫致富的最具潜力的发展之路。全省有70个县区种植中药材，其中10个县种植面积在5万亩以上，3个县种植面积20万亩以上，尤其以中国当归之乡岷县、中国黄芪之乡陇西县、中国党参之乡渭源县最为著名。在我省中药材主产区，中药材产值占农业产值相当大的比例。如2005年当归、党参、黄芪的产值占岷县农业产值的60.7%，占渭源县农业产值的39.25%，占陇西县农业产值的20.87%，占漳县农业产值的21.86%，占临潭县农业产值的22.47%，占康乐县农业产值的19.62%。

张掖市从20世纪90年代中期开始发展中药材种植。中药材种植除民乐县作为六大支柱产业之一有了一定的发展外，其他各县的面积都较小，张掖甘州区、山丹县每年的面积在1000~5000亩间浮动，其他县也有零星种植，年份间差异很大，种植区域大都分布在安阳、花寨、陈户乡等干旱缺水山区。2018年，张掖市中药材种植面积6.63万亩，比上年增长0.77万亩。其中，……

一、种植现状

（一）形成了一定的区域优势

……

（二）初步形成产业链条

……

（三）种植投入少、能节水、易调茬、效益高

……

二、存在的问题

栽培技术不配套……

假劣种子问题严重……

价格波动大，种植面积不稳定……

中药材自身的原因、价格波动大，导致种植面积波动巨大……

张掖市中药材产业也刚刚起步，而中药材行情不稳定，从而导致种植面积上的大幅度波动，在一定程度上考验着张掖市中药材产业能否健康地发展。

目标检测

一、选择题

1. 计划的特点有（　　）。
   A. 针对性　　　　　B. 预见性　　　　　C. 可行性　　　　　D. 约束性

2. 总结的特点有（　　）。
   A. 内容的回顾性　　B. 对象的个性化　　C. 认识的规律性　　D. 表述的简明性

3. 根据性质和作用的不同，计划可以分为（　　）。
   A. 指令性计划　　　B. 指导性计划　　　C. 综合性计划　　　D. 专题性计划

4. 根据内容的不同，总结可以分为（　　）。
   A. 综合性总结　　　B. 专题性总结　　　C. 全面性总结　　　D. 经验总结
   E. 年度总结

5. 总结的作用有（　　）。
   A. 获取经验、吸取教训　　　　　　　B. 交流信息、推广经验
   C. 上情下达、加强管理　　　　　　　D. 行政约束力

6. 述职报告的特点有（　　）。
   A. 选材的限定性　　B. 内容的总结性　　C. 文风的严肃性　　D. 用途的鉴定性

7. 根据内容的不同，述职报告可以分为（　　）。
   A. 综合性述职报告　　　　　　　　　B. 专题性述职报告
   C. 任期述职报告　　　　　　　　　　D. 年度述职报告

二、思考题

1. 计划与总结的相同点有哪些？
2. 个人总结与述职报告的不同点有哪些？
3. 撰写述职报告应注意的问题有哪些？

书网融合……

 微课1　　 微课2　　 划重点　　 自测题

第八章 信息文体的写作

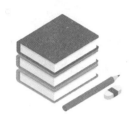

学习目标

知识要求

1. **掌握** 信息文体的概念、特点、类别、结构和写法。
2. **熟悉** 信息文体的写作基本要求。
3. **了解** 简报的编排。

能力要求

1. 能够熟练掌握消息和简报的撰写要求。
2. 学会根据写作目的和要求正确选择运用消息和简报文种；运用消息对新近发生的具有社会意义的事实进行简要报道；运用简报解决单位内部通报情况、传递信息和上报、下达、交流情况。

实例分析

实例

20××年××省"全国安全用药月"活动启动

××网成都 10 月 25 日讯（记者××摄影报道）10 月 25 日，××省药品监督管理局召开××省"全国安全用药月"新闻通气会，××新闻网记者从现场获悉，××省将于 10 月 25 日—11 月 25 日集中开展 2019 年"全国安全用药月"活动。

今年，"全国安全用药月"活动以"安全用药、良法善治"为主题，将围绕宣传贯彻新修订《药品管理法》和《疫苗管理法》及相关配套文件、药品安全领域取得的丰硕成果以及安全用药理念和使用知识等方面重点展开。

会上，××省药品监管局党组成员、机关党委书记××详细介绍了今年××省"全国安全用药月"活动的相关事项和具体安排，并邀请媒体记者积极参与××省"全国安全用药月"主题活动宣传报道。同时，他还对机构改革后××药品监管工作情况进行了简要介绍。在会后进行的媒体训练营活动中，媒体代表还围绕我国药品安全现状及新闻报道重点方向与特邀专家进行了广泛交流与探讨。

据了解，今年××省将在三个层面集中开展主题活动。其中，在省级层面将开展 10 项重点活动，包括举行安全用药月活动启动仪式，开展药品安全科普知识网络竞赛、"药师您好"系列科普宣传公益活动，举办"安全用药、良法善治"和"药师您好"论坛，以及中药饮片质量与发展对话会等；在市县层面，各级药品监管部门将参照省药监局《2019 年全国安全用药月××重点活动方案》，结合实际，策划开展安全用药月活动；在社会层面，各地区、各有关部门将鼓励和引导社会团体、科研院校、大型企业、新闻媒体、科普组织积极参与，共同开展安全用药月宣传活动。

问题　1. 上文的导语是什么?

　　　2. 请找出这篇消息的六要素。

　　　3. 上文是什么结构?

信息文体以消息为代表,讲话稿文体主要包括开幕词、大会工作报告、闭幕词等。

一、消息

(一)消息的概念、特点

1. 消息的概念　消息也称消息报道、新闻,是以简洁明快的文字,迅速及时地反映现实生活中新近发生的具有意义的事实,是新闻报道中运用最广泛的一种文体。

2. 消息的特点

(1)真实性　反映的内容必须是真实的。

请你想一想

用事实说话是消息的一个重要特征,也是消息写作的一种基本方法,又是客观报道的形式。那么消息可以表达观点和倾向吗?

(2)时效性　消息应有社会效果的时间限度,即在什么时间范围内使新闻生效。包含时新性和时宜性两个层面,时新性指新闻报道应体现及时、迅捷,时宜性则强调发表的时机,要求两者平衡和统一。

(3)准确性　报道的时间、地点、人物必须与事实相符合。

(二)消息的分类

1. 根据内容性质分类

(1)动态消息　在新闻中运用最多,以叙述为主,报道国内外重大事件和生活中出现的新情况、新变化、新成就、新动向、新风尚。

(2)典型消息　又称经验消息,反映一部门、单位一定时期内的工作成效、典型经验或深刻教训,以指导全局、带动一般,针对性和指导性强。

2. 根据内容丰富程度分类

(1)综合消息　综合反映带全局性的事件、情况、动向、成就、经验和问题的报道。涉及面广、声势和作用大。

(2)简明消息　又称简讯、短讯或快讯,短小、简练。

(三)消息的结构、内容和写法

1. 标题　要用非常简明的语言标出报道的内容、点明其意义,以此来吸引读者,激发读者的阅读兴趣。一般有以下三种。

(1)多行标题　包括引题、正题和副题。

1)引题　在正题之上,又称肩题、眉题,主要用来介绍背景、烘托气氛、引出正题,与正题互为补充。

2)正题　标题的主体,对消息中最主要的内容和含义作出概括和说明。

3）副题 在正题之下，又称辅题、子题，补充介绍正题提供的事实和思想，点明意义，扩大效果。

（2）双行标题 引题、正题、副题三者之间的适当组合，但正题必须保留。正题又称实题；引题、副题又称虚题。

（3）单行标题 如《2020年"世界食品安全日"中国主场活动在京举行》。

2. 导语 一段或一句，是消息的开头。

文学作品的高潮一般放在文章后部或结尾，而消息则把最重要的最先展示在读者面前。

3. 主体 按事实发生的先后时间，或按事物的内在联系、依问题发展的逻辑。

4. 结尾 可进行背景介绍，主要以深化主题为目的，但不可喧宾夺主，要避免口号化、空洞化。

（四）撰写消息应注意的问题 📱微课1

（1）时间、地点、人物、事件、原因、结果六要素要齐全。

（2）"倒金字塔"结构要合理。

（3）叙述是主要表达方式。

（4）形式短小精悍。

<u>你知道吗</u>

消息是报纸、广播、电视中最广泛、最经常使用的新闻体裁，它是报纸的主角，是新闻报道数量最大、最常见的新闻形式，据统计，美联社、合众社每天发稿300多万字，其中，三分之二是消息。新消息的定义如下：用简洁明快的语言及时报道新近发生发现的、有价值的实事的一种新闻文体。新华社的每天发稿中绝大多数也是消息。

【例文】

2020年"世界食品安全日"中国主场活动在京举办

6月7日，国务院食品安全委员会办公室会同公安部、农业农村部、国家卫生健康委、海关总署、市场监管总局在京举办2020年"世界食品安全日"中国主场活动。

今年"世界食品安全日"的主题为"食品安全、人人有责"，旨在促进全球食品安全意识，呼吁社会各界和公众采取行动，共同守护食品安全。联合国粮农组织驻华代理代表、世界卫生组织驻华代表视频致辞，高度评价中国政府为保障公众食品安全所采取的有力举措和工作成效；希望加强交流合作，为全球食品安全治理、保障人类健康贡献中国智慧。国家卫生健康委副主任李斌、海关总署副署长张际文、农业农村部总畜牧师马有祥、公安部食品药品犯罪侦查局局长吕武钦出席活动并致辞，市场监管总局食品安全总监王铁汉通报2019年国家食品安全抽样检验情况。物美集团董事长、多点生活董事长张文中，伊利集团董事长潘刚，阿里集团合伙人、阿里本地生活公司总裁王磊等企业负责人，中国工程院院士孙宝国等专家学者，新闻记者代表、澎澎新闻记者吴玉蓉和消费者代表、北京市西城区食品安全志愿者尹玉泉发言，倡导食品安全人人有责、社会各方协同共治。

国务院食品安全委员会办公室主任、市场监管总局局长肖亚庆在主场活动致辞中指出，保障食品安全，是世界各国面临的共同课题……

肖亚庆强调，中国食品安全工作虽然取得了长足进步，但仍然面临不少困难和挑战，需要常抓不懈、久久为功……

国务院食品安全委员会办公室副主任、市场监管总局副局长孙梅君主持活动。中央网信办、教育部、工业和信息化部等有关部门同志参加。

【例文】

××：省本级与××市定点医药机构同城互认正式启动

新华社××8月14日电（记者×××）近日，××省医疗保障局制定并印发《省本级与××市定点医药机构同城互认工作方案》，正式启动××省本级与××市定点医药机构同城互认工作。

根据工作方案，××市城区范围内（不含××县、××县和××县）的省本级定点医药机构，将与××市定点医药机构实现同城互认。届时，省本级医保卡可以在××市城区范围内××市定点医药机构使用，反之亦然。省、市医保部门有关经办机构还将优化基本医疗保险定点医药机构准入方式，简化定点医药机构准入程序，加强对××市城区定点医药机构布局梳理，扫除区域布局盲点。

这项工作的开展，将进一步扩大××省本级参保人员医保刷卡的医院和药店范围，为省本级和××市参保群众就医购药提供更多选择、更多便利。

二、简报

（一）简报的概念、作用和特点

1. 简报的概念　简报是党政机关、社会团体、企事业单位编发的一种内部应用文体。

2. 简报的作用　上报、下达、交流情况。

（1）向上汇报工作　反映情况，便于上级领导机关及时掌握情况，指导工作。

（2）向下传递信息　通报情况，交流经验，有利于传达领导意图，推动工作开展。

（3）用于平级单位、部门之间　可以沟通情况，以便相互借鉴学习。

简报不能代替正式公文，发放范围有限，具有简短灵活的特点，使用范围广泛。

3. 简报的特点

（1）文体的简要性　表现在三个方面。

1）内容简要　一份或一期简报可以选用一篇或多篇文稿，但每篇一般只谈一个问题，并且要求直陈其事，内容集中、凝练。

2）语言简约　简报贵在简约，行文力求精当，讲究惜字如金。

3）表达简洁明快 主要运用叙述表达方式，辅之以说明和议论，一般几百字，至多千把字就把情况和问题交代清楚，绝不拖泥带水，滥发议论。

（2）内容的新闻性 简报具有新闻的真实性、新鲜性特点。首先简报的内容必须真实，不允许有丝毫夸张。即使要做有限的分析评论，也应画龙点睛，反映事物的本质规律，不能脱离实际。其次，简报的内容要新鲜。简报的任务是反映情况，传递信息，报告新动态，提供新经验。因此，简报不但选材要新，角度要新，同时还要及时编发，以确保简报内容的新闻性。

（3）格式的规范性 简报不是国家正式行政公文，但却具有公文的格式规范化特点。它除了主体内容外，还有报头、报尾，像正式公文一样，要标注有关制文机关名称、文种名称、秘密等级、发送范围等项内容，还编有期数。

你知道吗

一般报纸面向全社会，内容是公开的，没有保密价值，读者越多越好，正因如此，它除了新闻性外，还要求有知识性和趣味性。简报则不同，它一般在编报机关管辖范围内各单位之间交流，不宜甚至不能公开传播，特别是涉外机关和专政机关主办的简报更是如此。有的简报，往往是专给某一级领导人看的，有一定的保密要求，不能任意扩大阅读范围。

4. 简报与其他文体的异同 从以上特点可以看出，简报与工作报告、情况通报、新闻报道、经验总结等文体有很多相似之处，但是它们之间却有着本质的不同。

（1）工作报告是上行文，用于向上级机关或者重要会议全面汇报有关工作情况；而简报的行文方向呈多向性，没有单一的主送机关。

> **请你想一想**
>
> 简报不单纯是下级向上级汇报工作的简要书面报告，能不能看作一种独立文体或一种刊物？

（2）情况通报是下行文，其职能主要是告喻、传达，并带有一定指挥性；而简报的主要职能是汇报和交流，虽有一定的导向性，却没有指挥性。

（3）新闻报道的内容广泛，对于新近发生的事实，只要具有新闻价值就可以报道；而简报只反映本系统、本单位、本部门的内容工作情况、问题，或者和本部门工作有联系的一些信息。

（4）经验总结是在工作进行到某一阶段或者宣告结束后，通过回顾所做的工作进行经验总结，侧重于论理而不强调内容的新闻性；而简报是随机而发，随时随地都可以取材，且不要求内容的系统性和完整性，一点做法、一条经验、一个问题，只要认为有典型意义都可以加以反映，并且反映时，不要求像经验总结那样去论理，只要概括说明情况和做法就可以了。

（二）简报的分类

1. 根据性质分类 分为综合性简报和专题性简报。

（1）综合性简报　综合反映本系统、本单位、本部门当前各项工作情况和动态的简报。

（2）专题性简报　专门针对某一情况、某一问题、某一动态编发的简报。

前者能够通过面上情况和点上情况对当前工作做全局性鸟瞰；后者能够及时反映新情况、新问题、新动向。

2. 根据内容分类　分为工作简报、动态简报、会议简报。

（1）工作简报　主要用于反映工作情况。既可以反映本单位贯彻执行党和国家各项方针、政策以及上级指示的情况，也可以反映某阶段或某项工作进展情况；既可以反映工作中出现的新情况、新问题，以及所采取的对策和措施，也可以反映工作中的经验、教训；还可以用来表彰或批评典型的人和事等。

（2）动态简报　主要用于传播信息、交流情况和反馈信息。它既可以反映党和国家新颁布的政策、法令实施后，在国内外所引起的重大反响，也可以反映本系统、本单位、本部门以外，各个领域有借鉴价值的动态信息；既可以反映社会上当前出现的某种思潮、倾向，也可以反映正在进行的某项活动所暴露出来的苗头，以及社会各方对这项活动的反映等。

（3）会议简报　专门反映会议情况的简报。所反映的情况，可以是会议的基本情况，可以是会议着重讨论、研究的问题，也可以是会议讲话和发言要点的摘发，还可以是对与会人员情绪、意见、愿望等的综合报道。

（三）简报的结构 📱 微课2

分为三大部分，中间用横线隔开。

1. 报头　占首页的1/3。用红色界栏线与报体部分分开。

2. 报体　刊发文稿的部分。包括按语、标题、正文三部分。

3. 报尾　在简报末页下1/3处用分割线与文稿部分分开，分割线下与之平行的另一横线间内标本期简报的"报、送、发"单位名称，右侧注明本期印数。

（四）简报的内容、写法

1. 按语

（1）说明性按语　说明材料来源和编发原因，或特别说明何人要发和发至什么范围。

（2）提示性按语　指出材料的中心、要点或提纲挈领地介绍其内容。

（3）批示性按语　对下发单位作出指示，提出具体要求。

（4）评论性按语　对编发的材料进行评论，表明意见和态度。

2. 标题　有单行标题和双行标题两种。

（1）单行标题　一般近似新闻消息的主标题，用精炼、醒目、生动的文字概括提示最主要的内容，如《××医院××年基层中医药适宜技术培训》。

（2）双行标题　类似新闻通讯的主副标题，正标题用来揭示最主要的内容，副标题对正标题做必要的补充、说明或限制，如《保持四大特色——××中医院发挥中医药特色优势》等。

有的会议简报或专题简报，在报头的简报名称中已经写明内容，这里可以不再写标题，如《国际医药产业发展动态与研发信息简报》。

3. 正文 主要内容是概述某一工作情况，工作中的某一问题、某一经验、某一信息等。其表示方式以叙述为主，可以夹叙夹议，也可以在顺叙中插叙和补叙。下面重点介绍三种写法。

（1）新闻式 这种写法类似消息的写作，由导语、主体和结尾组成。其中主体用具体的事实概述导语提出问题，使读者知道事情的来龙去脉，问题的前因后果。结尾部分应该是全文的收束，或是主体内容的引申，文字要极其简练。结尾可以概括全文内容，可以预示事情的发展趋势，也可以提出今后努力方向。有的简报稿没有结尾段，主体部分结束，全文也就结束。

（2）集纳式 用明确的中心议题，把一组简讯或不同方面的情况贯穿起来，加上标题、前言，或者编者按、编后语等，使之成为一个有机的整体。各部分可以分段表述，也可以列小标题或按序号分述。

（3）转发式 对于一些有借鉴作用的好材料、好经验，可以编发在简报上，以指导、推动本部门的工作。这种简报稿常常在正文前以编者按做必要的导读，说明编发的目的、原因、意义，以期引起重视。

（五）简报的编排

要把握好三个环节：搞好组稿；做好提示评论；注意格式规范。

简报稿的质量是简报质量的保证。编写人除具有较高的政策水平和文字功底外，还要具有新闻敏感性，关于配合中心工作，根据每期选定的中心议题进行组稿。每期简报选用的稿件，应当保证至少有一篇能够深刻反映贯彻执行有关方针政策或上级指示精神的稿件，从而使简报成为一份主旨鲜明、有分量的简报。

简报和报刊一样，有时为了强化稿件主旨、突出编发意图，编者往往需要用编者按、编后语等对稿件做一定说明、提示或占睛式的评论，或对读者起导读、启迪的作用。因此，编者要有较高的政策水平和政治理论修养，才能写出深刻、精当、可读性强的编者按、编后语。

（六）简报报头制作要求

1. 简报名称 上方居中、套红。

2. 期数 按年度期序编排，在简报名称下标明"第×期"。有的还用括号注明总期数。

3. 编发单位 在界栏线上方左边位置写明单位全称。

4. 印发日期 在界栏线上方右边位置写明年、月、日。

（七）撰写简报应注意的问题

（1）立足于全局、服务于全局，把宏观和微观结合起来组稿、写稿、刊稿。宏观是指党和国家的方针政策、上级指示精神、整个社会的大趋势。微观指一个单位的中心工作。只有将二者结合起来，才能使简报有针对性，导向正确。

（2）简报反映的情况和问题必须经过认真核实，特别是文章的时、地、人、事、因、果六要素要准确，分析、评价要科学、恰如其分。

（3）注意面、点结合，事实材料和数据材料的结合、搭配，相得益彰。

（4）版面要讲究规范、匀称、美观、大方，稿件搭配合理。

【例文】

××中心××年第四季度药事会议简报

××年12月26日，在金紫山院区举行了"中心药事委员会××年第四季度会议"。会议由中心药事委员会主任×××主持，中心副主任×××、×××等14人参加了会议。

中心领导们对药事工作高度重视。会上，对××年10月进行的抗菌药物临床使用效果调查情况进行了分析，并针对临床反馈的意见进行讨论，对抗菌药物的使用方案进行了调整，确保抗菌药物配备满足中心临床所需。

中心两院区《基本用药常备目录》长期不统一，药事委员会在××年第一次会议就提出了统一两院区《基本用药常备目录》的要求。通过以货源稳定为前提，价格优势为导向的大半年的充分准备，本次会议讨论并通过了两院区《基本用药常备目录》统一的方案。解决了这一历史问题。

同时，会议还对临床等部门提出的6种新药进入中心《基本用药常备目录》的申请进行了不记名投票，最后通过了新药"氨氯地平贝那普利"申请，否决了其余5种新药申请。

最后，中心药事委员会主任×××对××年药事委员会的工作方向提出了新的要求，重点要求明年组织专家做两次全中心处方点评工作，对发现的问题进行通报整改，促进合理用药。

目标检测

一、选择题

1. 消息的特点有（　　）。

   A. 真实性　　　　B. 时效性　　　　C. 准确性　　　　D. 约束性

2. 简报的特点有（　　）。

   A. 文体的简要性　　B. 内容的新闻性　　C. 格式的规范性　　D. 表达的情感性

3. 根据内容的丰富程度，消息可以分为（　　）。

   A. 综合消息　　　　B. 简明消息　　　　C. 动态消息　　　　D. 典型消息

4. 根据内容的不同，简报可以分为（　　）。

A. 工作简报　　　B. 动态简报　　　C. 会议简报　　　D. 综合性简报

E. 专题简报

二、思考题

1. 消息的六要素是什么?

2. 分别简述简报与工作报告、情况通报、新闻报道、经验总结的区别是什么。

3. 简报稿编排的三个环节是什么?

书网融合……

 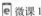 微课 1　　　 微课 2　　　 划重点　　　 自测题

第九章 会议讲话类文体的写作

学习目标

知识要求

1. **掌握** 会议讲话类文体的概念、特点、作用、结构、内容及写作基本要求。
2. **熟悉** 撰写大会工作报告应注意的问题。
3. **了解** 开幕词和闭幕词结束语的写法。

能力要求

1. 能够熟练掌握大会工作报告、开幕词和闭幕词的撰写要求。
2. 学会根据写作目的和要求正确选择运用大会工作报告、开幕词和闭幕词文种；运用大会工作报告对工作问题作出全面、系统的讲话文稿；运用开幕词集中体现大会的指导思想，阐述大会的宗旨、性质、目的、任务、议程、要求等；运用闭幕词对大会作出概括性的评价和总结，并向与会者提出贯彻落实大会精神的要求和希望。

实例分析

实例

医学会议开幕词

各位来宾、各位领导、同志们：

早上好！今天，我们在××市第三人民医院，举办××市医学会精神科分会第七次学术交流会，我们有幸邀请到北京医科大学第六医院院长××教授、山东省精神卫生中心××教授来参加和指导我们这次会议，并为我们进行学术讲座，让我们以热烈的掌声对他们的到来，表示热烈的欢迎和衷心的感谢！

参加本次会议的还有市卫生局和市医学会的领导及各医药公司和医药厂家的代表朋友们，他们多年来一直关心和支持我们精神科分会的工作，并对我们精神科分会的工作给予了极大的帮助。在此，让我们以热烈的掌声对领导的关心、支持及代表朋友的关心和帮助表示衷心的感谢！

这次会议是精神科分会第七次学术交流会，为了开好本次会议，我们认真总结了前六次学术交流会经验，明确了精神科分会今后的工作和发展方向，提出了初步规划，并制订了详尽的工作计划。我们将通过本次会议的召开，将这些规划及工作计划贯彻下去，以进一步提升我们精神科分会的影响。

随着社会的快速发展，改革的进一步深入，以及人口日趋老龄化，精神疾病、心理疾病的发病率亦呈上升趋势。国内和国外的精神疾病专家预测，本世纪将会呈现精神障碍和心理障碍大流行。精神疾病已是一个重要的公共卫生问题和突出的社会问题，因此，我们从事精神疾病防治的医务工作者，应更加认识到身上担子和责任的重大。我们今年的研讨会就是互相学习、相互交流，就是要通过这类相互之间的交流学习，促进学科的发展，开阔视野。

通过这次精神科学会的研讨和交流，将对本学会的发展要达成以下共识：

……

最后，预祝本次学术交流会圆满成功！

祝大家与会期间生活愉快！身体健康！

问题 1. 上文在结构上包括几部分？

2. 上文中结束语的作用是什么？

一、大会工作报告

（一）大会工作报告的概念、特点

1. 大会工作报告的概念 大会工作报告是指党政机关、社会团体、企事业单位的负责人，在大会上就工作问题所做的全面、系统的讲话文稿。它包括按各级党的代表大会、人民代表大会议程规定向大会所做的汇报性报告，传达上级指示、传达重要文件、传达会议精神的传达性报告，部署工作、动员群众所做的职权性报告等。

2. 大会工作报告的特点 📱微课1

（1）针对性强 会议都是有中心议题的，讲话都应有针对性。大会工作报告是针对会议中心议题所写的文稿。无论是向人民代表大会汇报本届政府任职期间的工作提请审议，还是向本系统下属单位传达上级指示或有关文件、有关会议精神并部署工作，或者是为开展某项工作、举办某项活动做动员，报告的文稿都要主旨鲜明，以这次会议的中心议题为内容，而不是脱离会议的中心议题去讲另外的内容，哪怕是有重要意义的问题。

一般来说，大会工作报告的报告人是本系统领导或部门、机关单位负责人；会议的议程可以有多项，但中心议题只能是一个。报告人如果不从中心议题出发报告工作，就无法保证会议中心明确，也就难以达到预期效果。

（2）全面性 有一种看法是错误的：以为领导人在会议上就工作问题发表讲话就是工作报告。

大会工作报告的一个突出特点就是内容的全面性。即它要全面反映该机关所负责或所分管工作的整体状况，而不是像一般讲话那样，针对某方面或某项工作提出一个、几个问题，谈看法，做指示，只要把问题讲深讲透就行。报告人的着眼点应当是工作的全局。

最典型的要数党委工作报告和政府工作报告，它要把本届党委机关、政府机关任期中的各个方面工作向大会全面报告。即使是传达上级会议精神的工作报告，也要体现内容的全面性。其全面性表现在：①要全面传达会议精神，不能随意取舍增减；②传达的同时要讲贯彻执行的要求；③应当拿出全面贯彻落实会议精神的方法、步骤和措施。

（3）群众性　大会报告所讲的，是报告人代表一级组织对工作的评价或部署安排意见，是领导机构集体意志的反映，而不是个人的即兴发言。所以，工作报告无论是由领导者亲自起草的，还是由文秘人员撰拟的，都必须经过领导班子讨论通过。报告人个人意见不被采纳时，按照民主集中制的原则，应当以集体决定的意见为准，不能在工作报告中发表个人的看法，否则就混淆了大会工作报告与领导个人讲话的界限。

（4）指导性　大会工作报告，包括向代表大会所做的汇报性工作报告，都具有统一思想、统一认识，使与会者明确形势与任务的作用。例如政府工作报告，它所提出的当前与会后的任务与奋斗目标，一经代表大会审议通过，实际上就是下一届政府工作的施政纲领。因此，大会工作报告还具有促进工作进展的指导性特点。

（二）大会工作报告的分类

按大会议题、内容以及与会人员分类，可分为专门性工作报告、传达性工作报告和动员性工作报告。

1. 专门性工作报告　用以向有关代表大会汇报工作的报告，和向本系统、本部门、本单位干部群众汇报工作情况的会议报告。从性质上说，它与《党政公文处理工作条例》中所规定的"报告"文种是一致的，即都是为汇报工作所撰拟。不同的是，公文文种的报告是直接以书面形式上报受文机关，而专门性工作报告是首先用于会议的报告，然后可以在听取与会人员讨论意见的基础上，整理成文，作为公文上报，或者由代表大会通过，作为公文处理。可以说，这里的不同不只是使用程序上的不同，还有文种性质的区别。

2. 传达性工作报告　用以传达党和国家的方针、政策、法令，上级机关的指示，或者有关会议精神等报告。它与机关日常工作中宣读上级文件不同，即除了传达有关文件、指示、会议精神外，还应就如何贯彻落实提出具体意见。

3. 动员性工作报告　为开展某项工作或举办某项活动，由领导人在动员大会上对干部群众所做的报告。其主旨在于让与会人员明确某项工作或活动的宗旨、目的、意义，以及应当如何去做。

除专门性工作报告外，传达性报告与动员性报告都具有明显的下行文性质，可以提要求，发号召。这与《党政公文处理工作条例》中报告文种的性质和使用范围有所不同，是由会议的议题、内容和受体等特定因素决定的，写作文稿时应注意予以区别。

（三）大会工作报告的结构、内容和写法

大会工作报告由首部和正文两部分组成。

1. 首部　包括标题、时间和称谓等项目内容。

标题一般由事由和文种两项构成，如《医药公司年度总结大会工作报告》《市中医药学会第三届理事会工作报告》等。通常在其下注明年、月、日。

由于大会工作报告是报告人以第一人称讲的，所以对听众就有一个称谓的问题。根据与会人员的身份，分别用"各位代表""同志们""公司全体干部职工同志们"等。工作报告会庄重、严肃，不能像社交场合演讲那样称"女士们、先生们"，不需要营造一种轻松、快乐、热情的气氛。

2. 正文 大会工作报告的正文从称谓以下到报告结束为止，包括开头、主体和结尾三部分。不同会议的工作报告，性质、内容各不相同，但其正文主体的结构基本上采用逻辑结构形式。在分几个问题或几个部分时，有的用序号，有的加小标题。下面分别介绍几种工作报告正文的写作。

（1）专门性工作报告 正文开头，概括说明报告的根据和目的。如某中医药学会理事长向全体中医药学会代表所做的工作报告的开头是"受市中医药学会第三届理事会委托，就××市中医药学会的工作，做如下报告，请大会审议"。主体包括两项内容：①全面总结汇报本届理事会的主要工作；②对下届理事会工作的几点建议。

（2）传达性工作报告 正文开头一般先交代来意，简单说明传达的事项，如文件名称或某会议名称，以及召开会议的中心议题。

其主体有两种写法。

1）传达上级指示或文件精神的工作报告 一般传达原件原文，然后阐述指示或文件精神，提出贯彻落实意见。

2）传达会议精神的工作报告 主体包括两项内容：①原原本本地传达会议精神，其中包括会议的基本情况、宗旨、基本内容等；②在客观分析本单位工作实际的基础上，提出落实会议精神的意见，包括贯彻落实的具体方法、步骤和措施。结尾部分可以用于向与会者提出希望和要求。

（3）动员性工作报告 开头先交代会议的宗旨，说明所要进行的工作或活动的目标、任务和规模等。主体包括两项内容：①全面、深刻地阐述开展某项工作、活动的必要性和重大意义；②就开展这项工作或活动作出安排部署，其中包括方法、步骤、措施、具体要求。结尾向与会者提出希望，发出号令。

（四）撰写大会工作报告应注意的问题

（1）大会工作报告与书面行文的报告相比较，具有直接与受文者交流的具体特点，因而要写成便于口头宣讲的文稿，要考虑大会报告的语境和用语习惯等特点，不能照搬公文报告的写作模式。

例如正文的开头和结尾部分，公文文种的报告中是不需要的，而大会上所做的报告则要根据会议中心议题和受体即听众，来拟写出得体的有针对性的文字。

再例如主体部分，用语要简洁、通俗，句子不宜过长，讲起来要朗朗上口，如果全是书面用语，甚至有些"八股"味，效果必定不好。

因此，撰写大会工作报告文稿，首先要注意从行文角度和行文语气上加以调整，使之既便于讲，也便于听。

（2）大会工作报告一般涉及面广，内容比较多。而听报告与阅读文件不同，阅读文件可以仔细地看，不理解或不清楚的可以反复去看，直至看清弄懂，听报告就不能让报告人反复再讲一遍。这就是要求在正文开头先概括说明要讲的中心议题，在主体部分用序号加小标题，使听众容易听，容易记。

（3）篇幅上也要适当控制，不要搞形式主义、党八股，一写报告就是"一形势，二任务，三要求"，把大会工作报告文稿写得拖沓、冗长，内容重复，没有多少新的语言，令与会者厌烦。邓小平同志针对"会多、话长"的现象讲过："形式主义也是官僚主义。要腾出时间办实事，多做少说。毛主席不开长会，文章短而精，讲话也很精练。周总理四届人大的报告，毛主席指定我负责起草，要求不得超过五千字，我完成了任务。五千字，不是也很管用吗？"这是很值得我们认真思索的问题，也是我们起草大会报告文稿时应当切实予以注意的问题。

【例文】

抓住新机遇、迎接新挑战、开创新局面
——市中医药学会第三届理事会工作报告

市中医药学会第×届理事会理事长：×××

各位代表：

受市中医药学会第三届理事会委托，就××市中医药学会的工作，作如下报告，请大会审议。

本届理事会于××年成立。××年来，国家建设发展目标、社会经济相关政策发生了深刻变革，尤其是随着国家医药体制、社会保障体制、卫生事业改革的进程，中医药事业的发展意义、定位、目标与任务都发生了显著和重要的变化。随着国家扶持中医药事业的各项政策的颁布和落实，发展措施的出台，××市中医药事业进入了快速发展的轨道。各单位相关中医药单元的配套建设也在逐步发展壮大之中，制约百姓中医药就诊环境的瓶颈被逐步打破。中医药学会开展工作的环境得到根本性改善，各专业学组的工作有序展开。

第一部分：本届理事会的主要工作

一、构建传统医学的传承平台……

二、展现学会工作特色亮点……

三、不断开拓科普宣传阵地……

四、提升服务新能力……

五、建设人才新团队……

六、完善学会新功能……

第二部分：对下届理事会工作的几点建议

中医药学会理事会要坚持学会宗旨，强化学会理念，根据中医药学科发展的现状

和趋势，发挥学术交流主渠道、科普工作主力军作用，推进中医药传承人才培养，着力开展中医药文化建设，宣传普及中医药知识、策划论坛活动，积极完成政府布置任务，密切中医药工作者之间交流，共享中医药工作的经验与成果。

一、继续坚持办会宗旨……

二、坚持突出服务大局……

三、依靠各级行政部门支持……

四、发挥调动积极因素……

五、关心会员和中医药工作者……

六、创新学会建设……

×× 市中医药学会

二、开幕词

（一）开幕词的概念、作用

1. 开幕词的概念　开幕词是会议讲话的一种，是指党政机关、社会团体、企事业单位的领导人，在大型会议开幕时所做的讲话，旨在阐明会议的指导思想、宗旨、重要意义，向与会者提出开好会议的中心任务和要求。

2. 开幕词的作用　对于比较隆重的会议来说，致开幕词是奏响序曲，揭开大会帷幕的一种文书。开幕词集中体现大会的指导思想，它以简洁、明快、热情的语言阐述大会的宗旨、性质、目的、任务、议程、要求等，对会议起着重要的指导作用。

> **请你想一想**
>
> 开幕词一般标志着会议或活动的正式开始，这是一个必不可少的程序，一般都要由什么人致开幕词呢？

（二）开幕词的结构、内容和写法　📱微课2

开幕词由首部、正文和结束语三部分组成。

1. 首部　包括标题、时间、称谓。

（1）标题　一般由事由和文种构成，如《××医药公司第一届职工代表大会开幕词》；有的标题由致词人、事由和文种构成，如《××同志在××医药会议上的开幕词》；也有的采用复式标题，主标题揭示会议的宗旨、中心内容，副标题与前两种标题的构成形式相同，如《强化医院管理推动学术交流——××市中医药学会管理分会成立大会开幕词》；也有的只写文种《开幕词》。

（2）时间　在标题之下，用括号注明会议开幕日期。

（3）称谓　一般根据会议的性质及与会者的身份确定称谓，如"同志们""各位来宾""运动员同志们"等。

2. 正文　包括开头、主体和结尾三部分，其结构主要为逻辑结构形式。

（1）开头　主要内容是宣布会议开幕。会议名称要写全称，以表示严肃、庄重。一般紧接着称谓之后就要宣布大会开幕，如"各位代表，我国人民渴望已久的××会议，现在开幕了！"但有的开幕词还可以对会议的规模及与会者的身份等做简要介绍，如"参加这次大会的代表有……人，其中有来自……"；有的开幕词还可以对会议的召开及对与会人员表示祝贺。

需要说明的是，开头部分即使是一句话，也要单独列为一个自然段，将其与主题部分分开。

（2）主体　开幕词的核心部分。通常包括三项内容：①阐述会议的重大意义，通过对以往工作情况的概述总结和对当前形势的分析，说明会议是在什么形势下，为了解决什么问题和达到什么目的而召开的；②会议主要议程和安排；③为保证会议顺利举行，向与会者提出会议的要求。

以上三层意思，可以根据大会的性质和内容，灵活地、具体地组织材料，不一定要拘泥于上述结构顺序。但要注意，写的时候，应紧紧把握会议的中心议题，不要任意发挥，篇幅不宜太长，语言应当力求简洁概括，对会议各项内容只做原则性交代，点到为止，不要讲得太多、太细。同时注意语气要热情，要富有感染力。

（3）结尾　提出会议任务、要求和希望。如果在主体部分已经讲明了这个意思，这里就可以不要结尾段，以免重复。

请你想一想
开幕词在写作时要注意些什么？

3. 结束语　开幕词的结束语要简短、有力，并要有号召性和鼓动性，以期将大家的热情鼓动起来。写法上常以呼告语领起一段，用"预祝大会圆满成功！"等语言。

有的开幕词还在最后加上"谢谢大家"，没有必要。实际上这是受了某些演讲会或流行歌曲演唱会的影响，这样一来，反而显得不够严肃。

【例文】

医药学术会议开幕词
（××年×月×日）

尊敬的各位来宾：

在金风送爽的深秋时节，我们相会在××。首先请允许我代表中华中医药学会中医药文化分会向来自全国各地的专家、学者表示热烈的欢迎，向为此次会议的召开付出艰辛劳动、辛勤汗水的××中医学院领导以及全体会务组成员表示衷心的感谢！

近年来，面对西方科学的挑战，面对国内部分人士的非议，中医药事业受到或多或少的负面影响，但是，青山遮不住，毕竟东流去。伴随着中华民族的伟大复兴，中华文化、中医药文化也迎来了伟大复兴的曙光。尤其今年更是喜事连连……

四年来，我分会积极开展中医药文化的研究、传播与建设工作，完成了国家中医药管理局交给的多项研究项目……

我分会在中华中医药学会中的地位不断提升，在促进中医药事业发展、增强中医药文化的认同感方面作出了重要的贡献。值得高兴的是……

昨天，我分会完成了委员换届工作，新一届委员会不仅汇集了中医药文化研究、传播方面的专家、学者，而且吸收了在中医院文化建设、中医药企业文化建设、院校文化建设方面的领导者、实践家，目前……

各位代表，中医药文化是中医药的灵魂和根基，是中医药事业生生不息的不竭动力，是中医人凝聚力和创造力的重要源泉。中医药文化分为心、手、脸三个层面，也就是核心价值层面、行为规范层面、物质形象层面……我们要研究的问题还有很多，按照国务院的要求，我们应该在以下四个方面有所突破：

第一、中医药文化内涵的研究……

第二、中医药地域文化发掘与中医药非物质文化遗产保护……

第三、中医药文化的传播……

第四、中医药机构文化建设……

我们相信，新一届中医药文化分会将在总会的领导下，通过大家的不懈努力，在中医药文化研究、普及、推广、建设方面继续作出应有的贡献。

最后，预祝第十二届全国中医药文化研讨会取得圆满成功！

祝各位代表、各位来宾身体健康、家庭幸福、吉祥如意！

三、闭幕词

（一）闭幕词的概念、作用

1. 闭幕词的概念 闭幕词是党政机关、社会团体、企事业单位的领导人在大型会议闭幕时所做的总结性讲话。

2. 闭幕词的作用 闭幕词是大会的尾声，意味着会议即将结束。它要求运用简洁、明快、精当的语言，对大会作出概括性的评价和总结，并向与会者提出贯彻落实大会精神的要求和希望，使与会者充满信心地奔赴各自的工作岗位，为实现大会提出的目标去努力奋斗。

你知道吗

闭幕词出现在会议终了，因此，要写得与开幕词前后呼应、首尾衔接，显示大会开得很圆满、很成功。

（二）闭幕词的结构、内容和写法

闭幕词由首部、正文和结束语三部分组成。其各部分的项目内容和写作要求如下。

1. 首部 包括标题、时间、称谓三个项目内容。

（1）标题 与开幕词的标题构成形式基本一样，一般由事由和文种构成，如《××医院第一届职工代表大会第二次会议闭幕词》；有的只写文种《闭幕词》；也有的由致词人、事由和文种构成，如《××同志在××医药会议上的闭幕词》。

还有的采用复式标题结构形式，由一个主标题和一个副标题组成，主标题用以提示闭幕词的主旨，副标题与前两种标题的构成形式相同。

（2）时间　标题之下，用括号注明会议闭幕的日期。

（3）称谓　一般和开幕词的称谓一致，根据会议性质及与会者的身份来确定称谓，如"同志们""各位代表"等。

2. 正文

（1）开头　一般简要说明，如"大会在各级领导的关怀下，经过与会人员的共同努力，圆满完成了预定的任务，今天就要闭幕了"。

（2）主体　对大会进行概括总结，通常包括两项内容：①通过概述大会所完成的任务，肯定会议的成果，对大会作出客观评价。总结、评价时，要注意对会议上与会人员提出的合理化建议和讨论中的正确意见加以肯定，不能笼统地只说会议开得很成功，很鼓舞人心。这样就会显得过于空泛。②提出贯彻落实大会精神的要求和希望。内容不宜过长，也不能走形式，应当抓住重点，使与会者感到所提的要求对贯彻会议精神确有指导意义。

（3）结尾　对保证大会顺利进行的有关单位及服务人员表示感谢。

3. 结束语　用以宣布会议结束，通常只有一句话"现在，我宣布，××大会闭幕"。

闭幕词是对会议的概括总结，是对会议精神的集中和强化，它应该围绕会议的中心议题，从会议全过程的实际情况出发，对会议作出总体的、较高层次的总结和评价，概括出会议所形成的共识和会议精神的实质要义，而不能仅仅历述会议期间都进行了哪些议程，讲一些冠冕堂皇、不痛不痒的话。

对于会议中提出的重要问题或发生的重要情况，无论正确与否，都要做原则说明，适当表态，不能留下"尾巴"。但要注意，这是指重要的、有关会议中心议题的问题，如属一些正常的争论分歧，则没有必要在闭幕词中说。

另外，闭幕词的篇幅应当短小精悍，语言应当简洁、明快。特别是正文的结尾部分，不仅要有高度的概括性，而且要富于感染力和鼓动性。

你知道吗

开幕词和闭幕词的区别如下。

1. 概括性不一样　开幕词通常要阐明会议或活动的性质、宗旨、任务、要求和议程安排等，集中体现了大会或活动的指导思想，起着定调的作用，对引导会议或活动朝着既定的正确方向顺利进行，保证会议或活动的圆满成功，有着重要的意义。

闭幕词通常要对会议或活动作出正确的评估和总结，充分肯定会议或活动所取得的成果，强调会议或活动的主要精神和深远影响，激励有关人员宣传会议或活动的精神实质和贯彻落实有关的决议或倡议。

2. 阐述顺序不一样　开幕词必须先于闭幕词，开闭幕词一般都会有比较严谨的逻辑性。开幕词必然会先于闭幕词，闭幕词的适用条件与活动的举办内容联系越紧密，越具有现实结合性。

3. 对主持人的要求水平不一样　开幕词的主要特点是宣告性和引导性。不论召开什么重要会议，或开展什么重要活动，按照惯例，一般都要由主持人或主要领导人致开幕词。是可以被事先准备好的，并且只是机械性背诵即可。

闭幕词却对主持人或者主要领导人有更为灵活的要求，即结合过程的灵活性、对过程的不可或缺的经历性，以及对语言运用的准确度有必需的要求。因而闭幕词更能体现一个主持人的控场水准。

【例文】

××年中华医学会会员代表大会闭幕词
（××年×月×日）

各位代表、各位同志：

中华医学会第×次全国会员代表大会已经圆满完成预定的全部议程，马上就要胜利闭幕。由于全体代表的真诚支持，共同努力，这次大会开成了一个团结民主的大会、催人奋进的大会。这次大会是中华医学会本世纪末的一次盛会，全体代表认真研讨中华医学会在新阶段的光荣任务，因此，本次大会又是一次历史性的大会，继往开来、开拓进取的大会。

在本次会员代表大会上，我被选为中华医学会会长。我深深感谢全体代表的信任，更意识到自己肩负的责任重大。面对代表们的信任和重托，面对学会新的任务，我当竭诚努力，团结同志，继承传统，锐意进取，以不负重托，不辱使命。

各位代表，当今我们正站在加快发展的重要历史节点上。回首往事，从在上海陆家花园举行的中华医学会成立大会，到本次在××召开的第22次全国会员代表大会，从创办初期的21位医师和一本中英文合刊的中华医学杂志，发展到现在76个专科分会、312个专业学组、43万会员和67种专业期刊，我们感到自豪和光荣。展望未来，面对以信息技术、生命科学为特征、为先导的21世纪的新挑战，发展中国的生命科学、医学学术的沉重历史责任；面对中国特色社会主义建设的新时期宏伟目标，中国卫生改革和发展的光荣而艰巨的任务，我们深深感到中华医学会对祖国卫生事业的沉重历史责任，任重而道远。继往开来、开拓进取是我们今后的学会工作的行动口号。我们将无怨无悔地为之艰苦奋斗，无私奉献。

为此，我们应坚持学会宗旨和办会方向……

为此，我们要全面执行、全面落实学会的任务……

为此，要加强学会机关的作风建设和制度建设……

各位代表，这次大会以后，我们要以中国特色社会主义建设事业的大局为重，以中国卫生工作的改革和发展的大局为重，以中华医学会完成新时期艰巨任务的大局为重，团结一致，艰苦奋斗，扎实工作，开拓进取，开创中华医学会新时期的更加繁荣发展的新局面。

目标检测

一、选择题

1. 大会工作报告的特点有（　　　）。

    A. 针对性强　　　　B. 全面性　　　　C. 群众性　　　　D. 指导性

2. 根据大会议题、内容以及与会人员的不同，大会工作报告可以分为（　　　）。

    A. 专门性工作报告　　　　B. 传达性工作报告　　　　C. 动员性工作报告

3. 闭幕词的结构包括（　　　）。

    A. 首部　　　　　　　　B. 正文　　　　　　　　C. 结束语

二、思考题

1. 大会工作报告与公文报告的区别是什么？

2. 大会工作报告的特点是什么？

3. 传达性工作报告主体有哪两种写法？

4. 分别简述开幕词、闭幕词的作用。

5. 开幕词、闭幕词的主体部分分别包括哪些内容？

书网融合……

微课1　　　　微课2　　　　划重点　　　　自测题

PPT

第十章 财经文体的写作

学习目标

知识要求

1. **掌握** 财经文体的概念、特点、类别及写作基本要求。

2. **熟悉** 订立经济合同、招投标书的程序和合同的主要内容。

3. **了解** 经济合同、招投标书的法律效力、合同履行及违约相关法律规定。

能力要求

1. 能够熟练掌握经济合同、招投标书的撰写要求和基本原则；撰写经济合同、招投标书时应注意的问题。

2. 学会经济合同、招投标书的使用范围、法律效力以及违约责任等要求。

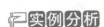 实例分析

实例 某医院派业务员王某到一家医疗器械经销公司购买一款医疗器械 10 台，王某与商家签订了合同，同时约定若一周之后王某不来提货，该产品可以再出售给他人，但合同签订后的第 3 天，该公司就将 10 台医疗器械全部转卖给他人，合同签订后的第 5 天王某前来提货，该公司以产品售完为理由拒绝交货。

问题 1. 王某与该公司订立的合同是否有效？

2. 王某是否应该依据之前的合同要求该医疗器械公司赔偿？

3. 该公司是否应该承担法律责任？

一、经济合同 微课

（一）经济合同的概念、特点

1. 经济合同的概念 合同是平等主体的自然人、法人、其他组织之间设立、变更、终止民事权利义务关系的协议。经济合同是法人或其他具有民事主体资格的当事人，为实现一定的经济目的，明确相互的权利和义务而共同订立的契约或协议。

合同的签订方可以是单位与单位，单位与个人或个人与个人，合同关系是一种法律关系。合同具有强制性，一经签订，各方当事人都要严格遵守，认真执行，不能单方面修改或废止。

> **请你想一想**
>
> 在日常工作和生活中，哪些地方存在经济合同关系？经济合同又有什么特点？在订立经济合同时需要注意哪些问题？

2. 经济合同的特点

（1）合法性　合同是双方的法律行为，即需要两个或两个以上的当事人互为意思表示（将能够发生民事法律效果的意思表现于外部的行为）。经济合同的撰写要严格遵守《中华人民共和国合同法》的各项规定。在合同的内容、形式、主体等方面，要符合国家的法律、法规、政策。

（2）对等性　经济合同的当事人在法律上是平等的，双方的权利和义务是对等的。双方当事人意思表示必须达成协议。

（3）规范性　在格式上，国家工商行政管理局和有关主管部门制定了各类经济合同统一的规范化文本样式，并在全国推广实施。因此，经济合同在书写格式上表现出规范性的特点。

（二）经济合同的分类

1. 根据合同内容分类　通常分为购销合同、建设工程承包合同、加工承揽合同、货物运输合同、供用电合同、仓储保管合同、财产租赁合同、借款合同、财产保险合同、科技协作合同等。

2. 根据合同形式分类　有分条列项的条文式合同，有以表格为主的表格式合同，还有表格条文结合式合同。

（三）经济合同的结构、内容和写法

尽管合同的种类各异，但在写作上一般均按首部、主体和尾部三部分行文。

1. 首部

（1）标题　标写在合同首页上方正中位置，要明确写出合同的性质，如"购销合同""工程安装合同"，接着在标题下方书写合同的编号。

（2）合同当事人　要写明当事人的名称或姓名和住所。

合同当事人是指签订合同的双方或多方。要明确写出签约单位或个人的全称、全名，并在其后注明双方约定的固定指代——"甲方""乙方"。如有第三方，可将其称为"丙方"。在对外贸易合同中，有时可指代为"买方""卖方"。不论在什么情况下，合同中都不能用不定指代"你方""我方"来指定当事人。

（3）签订合同的目的或依据　常表述为"为了"或"依据""根据"，若是选用"表格式合同"，则可以依据国家市场监督管理局和有关部门制定的规范文本要求，在表格内填写有关内容。

2. 主体　经济合同的主要部分，按双方当事人的约定，详细写明主要条款和其他条款的内容，具体如下。

（1）标的　经济合同当事人权利义务所共同指向的对象，没有标的的合同是无效合同。标的可以是物、货币、劳务、智力成果等。签订合同的双方对标的要协商一致，写得具体明确。

（2）数量　衡量合同当事人权利义务大小的尺度，对标的的具体计量，要明确计量单位。

（3）质量　对标的的质的要求，如产品、商品、工程的优劣程度。应明确标的质量的技术标准（如国家标准、行业标准）、等级、检测依据等。

（4）价款或报酬　合同标的的价金，是合同双方当事人根据国家法律法规，对标的议定的价格。要明确标的的总价、单价、货币计算标准、付款方法、程序、结算方式。若与外方合作，还要写明支付的币种。

（5）履行期限、地点和方式　合同的有效期限，是合同法律效力的时限和责任界限，过时则属违约。日期用公元纪年，年、月、日书写齐全。地点是指当事人履行合同义务、完成标的义务的地点。履行方式是当事人履约的具体办法，如借贷合同的出资方要以提供一定的货币来履约，劳务合同的某一方要提供某种具体的劳动服务，如照看小孩、打扫卫生等。

（6）违约责任　合同当事人不能履约或不能完全履约时，所要承担的经济和法律后果，它包括违约金、赔偿金和其他承担责任的法律形式等。"违约责任"是履行合同的重要保证，也是出现矛盾分歧时解决合同纠纷的可靠依据。

（7）经双当事人协商确定的其他条款

1）不可抗力条款　签约后如果发生了当事人不能预见或人力不可抗拒的事故，如洪水、地震、台风等，导致履行合同困难，当事人可根据这一条款免于承担不履约或延期履约的责任。

2）解决争议的方式　要明确注明是通过仲裁解决，还是通过诉讼解决。

3. 尾部　合同的结尾和落款部分。

（1）合同有效期　合同执行的起止日期，要注明合同的生效、终止时间。

（2）合同的份数和保存　文本保存是注明合同文本保管的方式，即合同一式几份，当事人保管的份数。

（3）落款及附件　在合同的有效期限和保管条款下方，依次写出当事人的名称、签章、法定通信地址、法人代表、银行账号、签约日期、地点等。

有些合同有特殊要求，或有附件，也要在尾部注出。如果合同有表格、图纸等附件，应在正文后另起一行写上"附件"二字，随后注明表格、图纸等附件的标题与件数。写在合同的落款最下方，即"年、月、日"以后的部位。

由于经济活动多种多样，合同也就有各自的特点和侧重点，要在遵守国家法律、法规的前提下，视实际情况而定。

（四）撰写经济合同应注意的问题

1. 遵守国家的法规、政策　合同的内容、条款要严格遵守法规、政策，要有利于国家和集体的利益，维护正常的经济秩序。

2. 遵守平等互利、协商一致、等价有偿的原则　平等互利是合同的当事人平等地享有经济权利和承担经济义务。协商一致是合同的当事人在平等的基础上，为了共同预定的经济目的，达成一致，任何一方不得把自己的意志强加给对方。等价有偿是指公平合理的交换，一方给付，另一方也按同等价值作出相应的给付。互相履行义务，享受权利。

3. 条款明确具体，书写规范　合同条款明确具体是保证履行合同的前提，措辞准确，行文简洁，标点无误，字迹工整，不随意涂改，行文格式符合文体的要求，也是拟好合同的重要原则。

（五）经济合同的变更或解除

根据《中华人民共和国经济合同法》第三章第二十六条规定，凡发生下列情况之一者，允许变更或解除经济合同：①当事人双方经协商同意，并且不因此损害国家利益和社会公共利益；②由于不可抗力致使经济合同的全部义务不能履行；③由于另一方在合同约定的期限内没有履行合同。

属于前款第二项或第三项规定的情况的，当事人一方有权通知另一方解除合同。因变更或解除经济合同使一方遭受损失的，除依法可以免除责任的以外，应由责任方负责赔偿。

当事人一方发生合并、分立时，由变更后的当事人承担或分别承担履行合同的义务和享受应有的权利。

你知道吗

我国于1999年3月15日在第九届全国人民代表大会第二次会议上通过了《中华人民共和国合同法》，并于当年10月1日起实施。它对合同的概念、合同的效力、合同履行的法律责任和义务以及违约责任等作出了详细的规定。

【例文】

药品购销合同

甲方：

乙方：

为了依法保护医疗机构（甲方）和药品生产、经营企业和配送企业（乙方）的合法利益，规范购销双方行为，遏制医药购销领域的不正之风，根据国家有关法律和××省药品集中采购有关规定，经双方自愿协商，制定合同如下，以资双方共同遵守。

第一条　购销方式：……

第二条　乙方提供的药品必须符合国家的质量标准和有关要求。

第三条　乙方必须提供其合法的有效证件及所供药品的生产批件或进口药品注册证（复印件）、质量标准、价格单等相关文件，首次签订合同时必须附上述文件为附件。

第四条　乙方首批所供药品必须提供省（或市）药检所检测的检测报告书，每批产品必须附该产品合格证；进口药品应附上供货单位质量检验报告书及进口药品注册证。

第五条　药品包装标准

（一）除对包装另有规定，乙方提供的全部药品应按国家标准保护措施进行包装，以防止药品在转运中损坏或变质，确保药品安全无损运抵指定地点。

（二）每一个包装箱内应附一份详细装箱单和质量检验报告书或合格证书，如非整件则必须附有加盖鲜章的质量检验报告书或合格证书的复印件。包装、标记和包装箱内外的单据应符合合同的要求。

第六条　检验标准、方法、时间、地点和期限

（一）如果甲方确认需要进行药品质量检验，应……

（二）甲方在接收药品时，应……

（三）甲、乙双方对药品质量存在争议时，应……

（四）乙方配送的药品如在临床使用过程中多次（三次及三次以上）出现不良反应时，甲方应……

（五）为保证药品质量，避免造成药品的浪费，甲方对已购进的药品应……

（六）甲方在购进药品三个月内可向乙方要求换货；超过三个月……

第七条　交货时间、地点：……

第八条　合同解除条件

（一）发生下列情况，甲方可向乙方发出书面通知书，提出部分或全部终止合同。……

（二）甲方根据上述规定，终止了全部或部分合同后，可以购买其他品规的药品，乙方应对甲方购买替代药品时所超出的乙方供应价款部分的费用负责，并在甲、乙双方结算时予以承担。甲方有权要求乙方继续执行合同中未终止的部分。

（三）如甲方未按采购合同的规定按时结算价款，乙方有权要求甲方支付法定滞纳金并承担相应的违约责任直至终止本合同。

（四）因企业破产终止合同。如果乙方破产，甲方可在任何时候以书面形式通知乙方，提出终止合同而不给乙方补偿。该终止合同将不损害或影响甲方已经采取或将要采取的任何行动或补救措施的权利。

第九条　违约责任

（一）乙方有下列行为者，承担以下违约责任……

（二）不可抗力违约的约定

1. 本条所述的"不可抗力"是指那些受影响方无法控制、不可预见的事件，但不包括故意违约或疏忽，这些事件包括但不限于：战争、严重火灾、洪水、台风、地震及其他双方商定的事件。

2. 在不可抗力事件发生后，受影响方应尽快以书面形式将不可抗力的情况和原因通知签约方。受影响方应……

3. 在履行合同的过程中，如果乙方因不可抗力造成不能按时配送药品和提供伴随

服务的情况时，应……

第十条　合同争议解决方式。本合同在履行过程中发生的争议，由双方当事人协商解决；协商不成时，则可依照有关法律规定提交仲裁或向人民法院起诉。

第十一条　其他义务

（一）伴随服务

乙方可能被要求提供下列服务中的一项或全部服务：

……

如果乙方对以上可能发生的伴随服务需要收取费用，应在报价时予以注明。

（二）合同修改，除了双方签署书面修改协议，并成为本合同不可分割的一部分的情况之外，本合同的条款不得有任何变化或修改。

第十二条　甲方、乙方在药品采购中，必须严格遵守国家的法律、法规和有关反商业贿赂法律法规等规定。自觉服从行政管理部门的监督管理。

第十三条　甲方按采购合同的规定采购药品，按约定时间付款，不得另设附加条件。

第十四条　在法律规定的时效期间，任何一方没有行使其权利或没有就对方的违约行为采取任何行动，不应被视为对权利的放弃或对追究违约责任的放弃。任何一方放弃针对对方的任何权利或放弃追究对方的任何责任，应有书面放弃声明。

第十五条　一方变更通知或通信地址，应自变更之日起三日内，将变更后的地址通知另一方，否则变更方应对此造成的一切后果承担法律责任。

第十六条　本合同自双方的法定代表人或其授权代理人在本合同上签字并加盖双方公章或合同专用章后生效。双方应在合同正本上加盖骑缝章。

第十七条　本合同一式三份，电子文档合同一份，具有相同法律效力，双方各执一份。

甲方（盖章）：　　　　　　　　　　乙方（盖章）：

　年　月　日　　　　　　　　　　　　年　月　日

二、招标书与投标书

（一）招标书

1. 招标和招标书的概念

（1）招标　政府、企事业单位在兴建工程、企业租赁或进行大宗商品交易时，先将有关要求和条件等在国家或地方政府制定的媒体或平台上对外公布，招来承包者或承买者，以从中选择价格和条件最优者为中标人的经济活动。

（2）招标书　公开发布招标信息，通过招标的方式来招人承包或承购的告示性文书，在招标过程当中是由它来提供全面情况，以便竞标方根据业主所提出的条件提前做好准备。它能起到统领全局的作用，指导招标工作按照一定的步骤有序地展开。

广义的招标书包括诸如招标申请书、招标公告、招标邀请书、招标书（招标说明书）、标底书、招标章程、中标通知书、中标合同等。狭义的招标书是指招标说明书。

2. 招标书的特点

（1）公开性　招标书是一种告示性文书，它像广告一样，借助大众传播手段进行公开，从而利用和吸收全国各地乃至国外的优势，以达到提高经济效益的目的。

（2）竞争性　招标书充分利用了竞争机制，它以竞标的方式吸引投标者加入，通过激烈的竞争实现优胜劣汰，从而达到业主优选的目的。

（3）时间性　招标书要求在短时间内获得结果，因此具有时间的紧迫性。

3. 招标书的结构、内容和写法　一般由标题、招标号、正文及结尾四部分组成。

（1）标题　一般由招标人国名（国内招标可略去）、招标人名称、项目名称和文种等构成，如《××企业修建项目实验楼的招标通告》；也可只写文种《招标公告》。

（2）招标号　标题下方一般应标列招标号。招标号一般由招标机构的中、外文缩写和编号两部分组成，如标题只有招标机构名称和文种名称，可在招标号下方标明招标项目名称。

（3）正文　由前言和主体两部分构成。前言部分要求写清楚招标单位的项目、招标缘由、依据或目的。主体部一般包括招标方式（公开招标、内部招标）、招标项目情况（名称、规模、质量要求等）、招标范围（投标人应具备的条件）、招标程序（报名时间、地点，文件发售时间、地点、价款，接受招标文件的时间、地点，开标时间、地点、方式，签约时限，竣工日期等）。

（4）结尾　要写清招标人名称、招标通告发布的日期。要注明招标单位的地址、电话、电子信箱、电传、传真、联系方式和联系人等，以便投标者参与。

4. 撰写招标书应注意的问题

（1）要周密严谨　招标书有一定的法律效应，内容要求具备较强的逻辑性，有理有据，条款的罗列要明确具体，措辞要严谨周密，标点符号要准确。

（2）切忌长篇大论　只要把所述内容简明扼要地进行介绍、突出重点即可。

（3）要注意礼貌，遵守平等、诚信的原则　要求措辞诚恳、语气平和，尽量避免带上主观色彩。

（二）投标书

1. 投标书的概念　投标书又称投标函或标书，是投标者对招标书的回应，是投标人按照招标书中规定的条件和要求，向招标单位提出自己投标意向的书面材料。

2. 投标书的特点

（1）针对性　投标者为达到自己承包或承购的目的，一定要以招标单位所提出的各项要求为依据，展示自己的实力优势。同时又不可漫无边际地随意去写，而应严格按照招标书中的内容条款，有针对性地安排投标的内容。

（2）竞争性　投标书具有竞争性，投标人只有充分展示自己的实力和优势，才能在竞争中脱颖而出。

（3）法律约束力　招、投标为日后签订合同提供了原始依据，它的条款一经写入投标书中，就具备了严格意义上的法律约束力，投标人必须完全按照其拟定的各项经济指标进行工作。

你知道吗

2000年1月1日施行的《中华人民共和国招标投标法》第六十六条规定："涉及国家安全、国家秘密、抢险救灾或者属于利用扶贫资金实行以工代赈、需要使用农民工等特殊情况，不适宜进行招标的项目，按照国家有关规定可以不进行招标。"

3. 投标书的结构、内容和写法

（1）标题　①直接写文种名称《投标书（函）》；②由投标项目名称和文种名称两部分组成；③由投标单位名称和文种名称两部分组成。

（2）送达单位名称　国内招标时，投标书的送达单位可在标题下顶格写上招标单位全称。

（3）正文　主要由开头和主体两部分组成。

1）开头　主要用来写明投标书所对应的招标项目的名称、招标号、投标人正式授权的签字人的姓名、职务签字人所代表的企业及投标人的名称和地址。

2）主体　所提交的投标文件、投标人表明态度即表明承诺的内容。不同招标项目，投标人所提供的文件也不一样，应视招标文件规定和招标投标具体情况确定需要提交哪些文件，并注明提交文件的正本、副本的份数。

投标人承诺的内容一般包括总报价及结算币种。如果是工程项目投标，应写明开工竣工日期；如果是商品采购投标，应表明保证按合同规定履行义务；如果没有提供投标保证金保函，应写明所交纳的投标保证金金额及对投标保证金所持的态度。写明本投标书的有限期限。对招标人不一定接受最低标价的投标或其他任何可能收到的投标所持的态度。按惯例，一般是表示理解其他承诺的内容。

（4）结尾　用来写明投标单位名称和投标书发出日期，需加盖投标单位印章，并由授权代表签名盖章；同时还需写明投标人的地址、电话、电子信箱、传真、邮政编码、联系方式等内容，以便联系。有的投标书是将投标人的通信情况列为主体部分的最后一条内容。

（5）附录　情况不同，附录的具体材料不尽一致，如建设工程施工项目投标文件中的投标保证金银行保函、法定代表人资格证明书和授权委托书等。

4. 撰写投标书应注意的问题

（1）实事求是，具体明确　切忌为中标而妄加许诺，以致影响企业声誉和经济效益。

（2）有的放矢，针对性强　要对照招标书要求，逐一写明或填写有关内容，要言不烦、不枝不蔓。

（3）态度严肃、认真　投标书在拟写前要进行科学合理的估算，才能得到对项目早期的准确估算，为以后顺利签订合同做好前期准备。

（4）语言准确、简明　投标书中承诺的经营指标与质量要求都是重要内容，语言表达要准确清晰，数据要具体简明，避免引起混淆。

（5）装订规范，按时送标　投标书的装订要符合招标单位的规定，认真对待，如一般采用白色 A4 纸打印装订，打印形式为单页打印，对于不符合格式要求的标书，招标单位往往可以酌情扣分。

目标检测

一、选择题

1. 经济合同的特点有（　　）。
   A. 合法性　　　　B. 对等性　　　　C. 规范性　　　　D. 普遍性
2. 经济合同的首部包括（　　）。
   A. 引言　　　　　B. 标题　　　　　C. 合同当事人　　D. 落款
3. 根据内容的不同，经济合同可分为（　　）。
   A. 表格合同　　　　　　　　　　　B. 购销合同
   C. 建设工程承包合同　　　　　　　D. 科技协作合同
4. 属于合同中不可抗力因素范畴的是（　　）。
   A. 台风　　　　　B. 地震　　　　　C. 海啸　　　　　D. 泥石流
5. 广义的招标书包括（　　）。
   A. 招标申请书　　B. 招标公告　　　C. 招标邀请书　　D. 招标书
6. 招标书的结构包括（　　）。
   A. 标题　　　　　B. 招标号　　　　C. 正文　　　　　D. 结尾
7. 投标书的特点有（　　）。
   A. 针对性　　　　B. 竞争性　　　　C. 法律约束力　　D. 普遍性

二、思考题

1. 撰写招标书应注意的问题有哪些？
2. 投标书的写作格式分几部分？
3. 撰写合同应注意的问题有哪些？

书网融合……

　微课

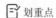　划重点

　自测题

第十一章　法律文书的写作

学习目标

知识要求

1. **掌握**　法律文书的概念、特点及作用。
2. **熟悉**　法律文书的类别及写作基本要求。
3. **了解**　撰写法律文书应注意的问题和相关法律常识。

能力要求

1. 能够熟练掌握法律文书写作的固定结构。
2. 学会法律文书的基本特点及撰写法律文书时应注意的问题；法律文书的适用范围、法律效力等。

实例分析

实例　曹某于 2016 年 1 月 27 日前往××市一家知名整容医院准备进行双眼皮修复、眼角下垂整形手术。该医院一名姓吴的医生在对她两次接诊后，于 2 月 4 日将原告曹某带至位于某市南京东路新心美容城内，并告知曹某这是该医院下设的"××医疗美容门诊"，属于一个系统。曹某在此门诊实施双上睑提上睑肌腱膜缩补术和内眦开大术，手术费人民币 5218.50 元，由美容门诊收取，并开具了收据。手术过程中，因麻药使用过多，使得原告左眼上睑提上睑肌腱剪除过多而中止手术。术后，原告发现双眼有大小不一致现象，左眼成三角眼，闭合不全，经常流泪，以致患上角膜炎。

原告认为××市整容医院的吴医生严重不负责任，造成原告精神痛苦，蒙受重大经济损失；××医疗美容门诊系借用知名整容医院名义对外经营，使得自己确信是接受该正规整容医院的治疗，××医疗美容门诊构成民事上的欺诈。

曹某向当地人法院提起诉讼，要求该美容中心赔偿手术费 5128 元、精神损失 5 万元、律师代理费 3000 元。

问题　1. 曹某是否被欺诈？

　　　　2. 她提供的证据是否可以起诉该美容机构呢？

　　　　3. 如果你身边的朋友有类似的遭遇，你会给出怎样的建议呢？

一、起诉状　📱微课

起诉状属于法律文书。

（一）法律文书的概念、作用、特点、分类和写作要求

1. 法律文书的概念

（1）广义概念　公安机关、人民检察院、人民法院、司法行政机关，律师事务所、当事人和仲裁机关、公证机关等在处理各类诉讼案件和非诉讼案件时，根据自身职权所撰写或使用的具有法律效力或法律意义的文书的总称，包括司法文书、执法文书和涉法文书。

（2）狭义概念　司法机关在办理各类诉讼案件中依法制作的各类文书，一般包括起诉状、答辩状、授权委托书、公证书等，统称为司法文书。

2. 法律文书的作用　法律文书在司法实践工作中作用很大，它以文字的形式，全面、准确、如实地记载和保留案件材料和证据，使法律机关及法律组织与案件当事人及时沟通、互相交流，从而保证案件处理的公正、公平，维护法律的尊严，打击敌人，严惩犯罪，保护国家和人民利益，为社会主义现代化建设保驾护航。其主要用途如下。

（1）体现国家意志的重要工具。

（2）维护社会稳定、惩罚犯罪的锐利武器。

（3）国家机关对社会实现管理和调整的有力手段。

（4）教育公民、宣传法制的有效形式。

3. 法律文书的特点

（1）合法性　法律文书是具有法律效力和法律意义的文书。制作主体应该在法律限定的范围内根据自身的职权撰写法律文书，并严格按照法律规定的环节制作法律文书。此外，法律文书的制作还应体现出实体法的内容，甚至还需要根据案情体现相关的司法解释内容。法律文书的合法性主要表现在以下方面。

1）手续的合法性　某些文书的使用必须履行特定的法律手续。如公安机关需要对犯罪嫌疑人进行逮捕，必须首先向主管领导呈送报请批准逮捕书，主管领导同意并签署意见后，公安机关才能制作逮捕证，对犯罪嫌疑人进行逮捕。

2）时限的合法性　执法机关在处理案件的某项活动中必须按照诉讼法的规定遵守特定的时间，当事人行使某项权利也必须遵守特定的时限。例如不服一审民事判定，提起上诉的时限必须在一审民事判定下达后的 15 天以内，逾期即丧失了上诉权。

（2）规范性　法律文书在实际撰写过程中，必须按照国家机关颁布的统一格式制作，主要体现在结构形式模式化、内容事项固定化和结构用语程式化三个方面。为了确保法律文书的严谨性，需要采用专业术语和固定语句。

（3）实效性　法律文书的实效性是十分具体、明显的，有的还具有强制性。特别是司法机关制定的司法文书，都是为法律的执行和法律的贯彻实施而制作和发布的，都是要收到具体实效的。

（4）准确性　法律文书是对案件事实的记载，要求准确地描述法律关系构成要素的细节，既要忠于事实，又要忠于法律。对于事实的描述，也要秉持严谨认真的态度撰写法律文书，避免言语间的含混不清，力求尽可能地还原事实原貌。

4. 法律文书的分类

（1）根据制作机关职能分类　可分为侦查文书、检察文书、审判机关的裁判文书、监狱文书、律师事务文书、仲裁机关仲裁文书、公证文书。

（2）根据诉讼性质分类　可分为刑事诉讼文书、民事诉讼文书、行政诉讼文书。每类再以不同的审级和诉讼程序来划分，如第一审程序的诉讼文书和裁判文书、第二审程序的诉讼和裁判文书等。

（3）根据文书性质和用途分类　可分为侦查类，起诉类，裁判类、执行类，报告类、笔录类，命令、决定类，公告、布告类，公函、通知类，票证类等。

（4）根据写作和表达方法分类　可分为拟制类（或称制作类，即用文字直接叙述）、表格类、填空类、笔录类。

5. 法律文书的结构、内容和写法

（1）样式格式化　法律文书有专门的格式规定，国家司法机关为此制定了一系列的制作标准可作参照，以保证其完整性和严肃性。中华人民共和国最高人民法院网有专栏公布各类文书制作的格式。

（2）结构固定化　不同类型的法律文书内容上虽有所差异，但都应遵照固定结构分为三部分，即首部、正文、尾部。

1）首部　包括制作机关、文种名称、编号，当事人基本情况，案由、审理经过。

2）正文　包括案情事实，处理（请求）理由，处理（请求）意见。

3）尾部　包括交代有关事项，签署、日期、用印，附注说明。

（3）用语准确化　逻辑推理严密；语体专业，主要采用叙述、议论、说明三种语体；语气庄重严肃，言简意赅，文风朴实。如起诉书在写明案由及案件来源时，必须使用如下固定用语表述："被告人×××因××一案由××侦查终结，于×年×月×日移送我院，经依法审查表明："用语高度精练。

6. 撰写法律文书应注意的问题　法律文书在撰写时最重要的就是严谨，对于文书的制作者来说，为了正确运用、实施法律，需要保证文书结构的完整和逻辑顺序的准确。具体表现在以下几个方面：摆明立场，准确选材；尊重事实，忠于法律；语言精练，结构完整。

你知道吗

法律文书制作学习的主要参考规范如下。

2001 年 9 月，最高人民检察院《人民检察院法律文书格式（样本）》；2003 年 12 月，最高人民法院《民事简易程序诉讼文书样式》；2003 年 5 月，《公安机关形式法律文书格式》。

（二）起诉状的概念、特点和分类

1. 起诉状的概念 起诉状是指当公民、法人和其他组织的合法权益受到侵害或当事方之间产生纠纷并难以协商解决时依法向人民法院提出诉讼要求的法律文书。

起诉状虽不具备强制的法律效力，但能够体现出公民、法人和其他组织在法律允许范围内公平享有起诉权。起诉权的行使，是一种自然权利和基本人权，同当事人的利益息息相关，诉讼文书若符合起诉条件或谈判条件，便可引发诉讼程序。此外，起诉状也可以为人民法院受理、立案、审理案件提供依据，提交给被告，可以为被告答辩状的写作提供依据。

2. 起诉状的特点

（1）目标明确 主要有两层含义。

1）诉讼对象明确 当事人的合法权益受到侵害后，为了维护其权益，向人民法院提起诉讼，符合诉讼条件的案件会得到法院的审判，因此一定存在一个侵犯当事人合法权益的主体，即诉讼的对象。

2）诉讼要求明确 当事人或其代理人在提出诉讼请求的时候，需要明确到具体的事项，若诉讼文书上未写明事项，法院不予解决。

（2）书写规范 为了保证法律的严谨和完整，其结构有着明确规定。当事人的基本情况需明确写出，基本信息如姓名、性别、出生年月日、民族等不得遗漏。在书写案由和诉讼请求以及事实和理由时，应以相关法律法规为准则，精简而准确地写明，做到有法可依，这样才能够发挥民事诉讼类文书的法律效力。

3. 起诉状的分类 按案件性质分类，可分为刑事起诉状、行政起诉状和民事起诉状。

（1）民事起诉状

1）概念 民事起诉状是指公民、法人和其他组织就民事权利和义务的争执或纠纷向人民法院提交的请求维护其民事权益的法律文书。适用范围主要包括两类：①以家庭关系为核心的案件，如离婚、抚养、赡养等案件；②以财产关系为核心的案件，如所有权、财产继承、损害赔偿、分割共有财产、经济合同纠纷等案件。

民事起诉状既是法院审理的依据，又是被告进行应诉和答辩的前提与基础。根据相关规定，人民法院应当将起诉状副本于立案之日起 5 日内送达被告，被告在收到起诉状副本后，针对起诉状中的内容制作答辩状，并于收到起诉状副本之日起 15 日内提交给法院。

2）结构、内容和写法 民事起诉状由首部、正文、尾部和附项构成。

首部包括标题和当事人的基本情况。标题要写明"民事起诉状"。若当事人是法人或其他组织，原告应当写明单位或组织名称、地址，以及法定代表人或代表人的姓名、职务，接着还要依次写明企业性质、工商登记核准号、经营范围和方式、开户银行和账号等。被告应当写明单位或组织名称、地址、法定代表人或代表人的姓名、职务以及联系电话。有第三人是法人或其他组织的，应当写明法人或其他组织的名称、地址，以及法定代表人或代表人的姓名和职务。

正文主要包括诉讼请求、事实和理由。

诉讼请求：应当明确提出诉讼目的和要求，要注意写清诉讼请求的金额，可参考《人民法院诉讼收费办法》中的分段累计费用交纳标准。原告应当充分衡量被告的经济承受能力，如有多项，应分条列出。

事实和理由：写明事件发生的时间、地点、人物、事件、原因和结果，书写时注意详略得当，主次分明。

尾部包括致送法院的名称、起诉人签名盖章和起诉时间。

附项应写明副本份数和证据清单。

3）撰写时应注意的问题　实事求是，合理合法，要坚持"以事实为依据，以法律为准绳"的原则，所述事实要真实准确，所提要求要合理合法。

条例清晰，重点突出，要重点写好起诉状的事实和理由部分。

事实部分：首先，要写清楚当事人之间争议的法律关系的案由，一般说来，案情主要包括起因、时间、地点、何人、何事、经过、结果以及争议双方争执的焦点等，但是不同案由的案件写法应不同，侧重点不一样。例如，有关婚姻纠纷的案件，要写出婚姻的过程、双方的婚姻基础、婚后的感情变化、感情破裂的主要原因、双方共同财产状况、子女抚养的安排等。

理由部分：写作要注意以诉讼请求为中心论点，紧紧围绕诉讼请求进行论证；论述要有法律依据；说理层次要清晰，逐层递进。

语言准确精练，语气平和恳切，要语言简洁明了，尽量减少重复，避免使用敌对言辞和夸张的态度。

4）格式范本

民事起诉状

原告：×××，男/女，××××年××月××日生，×族……（写明工作单位和职务或职业），地址……，联系方式……

法定代理人/指定代理人：×××，……（同上）

委托诉讼代理人：×××，……（同上）

被告：×××，……（同上）

（以上均要写明当事人和其他诉讼人的姓名或者名称等基本信息）

诉讼请求：……

事实和理由：……

证据和证据来源，证人姓名和住所：……

此致

××人民法院

附：1. 本起诉状副本×份

2. 书证×份

3. 物证×份

起诉人（签名）/起诉人（单位公章和法定代表人签名）

××年××月××日

很多我们平时认为是起诉状的法律文书，其实有很多错误之处，举例如下。

【例文】

起诉状

敬爱的院长：

您的身体好吧！工作忙吧！

我是某乡镇卫生院药房工作人员。我怀着无比愤怒的心情给您写这份状子，强烈控诉我们医院的院长——横行一方的恶霸李××。就是这个坏蛋，残酷剥削我们医院员工，任意克扣员工工资，剥夺员工正常休息时间，胡作非为，我们让他欺压得连气都不敢喘。两个月前，他在医院会议上宣布，克扣我的绩效奖金1000元。事情是这样的：

2016年7月16日，是周末，按照正常的值班安排，不该我值班，我和我的妻子、小孩一起到离医院200多公里的妻子娘家看丈母娘。我们医院有个不成文的规定，凡是当班的工作人员因故不能来上班，其他不当班的工作人员必须无条件顶班。我在外地，接到李××院长的电话，告诉我当班的张××第二天（17日）要去喝喜酒，要求调班。院长的意思，是让我第二天去代张××的班。我当时告诉他："对不起，我在外地，赶不回来值班。"院长勃然大怒，在电话里就撂下一句话："你到底回不回来？你不回来，就看着办吧！"我实在没有办法回去，所以17号就没有回去当班。

8月6日，在院务大会上，李××院长当着全院职工的面，将我作为不遵守劳动纪律的坏典型，点名进行严厉批评。并当场宣布，扣发我当月绩效奖金1000元。臊得我脸红颈胀，巴不得地上有个缝，让我马上钻进去。

李××一贯为人作风霸道，什么事都是他一个人说了算。扣我奖金的事，没有经过医院领导层的集体讨论，也没有相关的医院管理文件作依据。他对员工的生活从不关心，任意占用员工的休息时间，不管上下班时间，必须随叫随到。国家规定的休息时间，对他来说简直就是形同虚设。

敬爱的院长啊，人人都说您是包青天。我们一家三口吃不下饭，睡不着觉，被扣奖金还要面临生活困难。连孩子下学期的学费都交不起。所以，我们只好告到法院，全凭您给我们做主了，依法严惩，替我们出出这口气吧！

我们一家老小，永远不会忘记您！

祝您精神愉快，身体健康！

起诉人：陈××

2016 年 10 月 5 日

　　这根本不是一份起诉状，充其量不过是一封告状信。凭这份"起诉状"打官司，人民法院是不会受理的。主要错误如下：格式不合规范要求；送达的对象错误；诉论请求不明确，"替我们出出这口气"，到底该怎么个出气法，无具体说明；事实部分掺杂太多无用的情感抒发和偏激的议论；无适用法律的根据；无证据说明。

　　（2）刑事起诉状　应用于刑事案件中的起诉状，写作要求与民事起诉状大体一致。

　　（3）行政起诉状　应用于行政诉讼案件中的起诉状，写作要求与上述两类起诉状相近，区别主要在于针对的事项、适用范围及主体不同。

你知道吗

　　诉讼与非诉讼的区别如下。

　　1. 诉讼　通常所说的打官司，是通过国家审判机关解决争议的过程。我国有三部诉讼法，分别是《民事诉讼法》《刑事诉讼法》《行政诉讼法》。相应地，诉讼也分为民事诉讼、刑事诉讼和行政诉讼。

　　2. 非诉讼　使用诉讼以外的方法来解决纠纷，如仲裁、调解等。对于律师来说，非诉讼业务主要由咨询、代书服务、专项法律服务和法律顾问服务及其他服务组成。

二、答辩状

（一）答辩状的概念

　　答辩状是各类案件的被告一方或被上诉一方，针对原告或上诉一方的指控所进行的有理有据的答辩的书状。答辩是被告、被上诉人诉讼权利的体现，它有助于辨明是非正误及有罪无罪。

　　《中华人民共和国民事诉讼法》第一百二十五条规定："人民法院应当在立案之日起五日内将起诉状副本发送被告，被告应当在收到之日起十五日内提出答辩状。答辩状应当记明被告的姓名、性别、年龄、民族、职业、工作单位、住所、联系方式；法人或者其他组织的名称、住所和法定代表人或者主要负责人的姓名、职务联系方式。人民法院应当在收到答辩状之日起五日内将答辩状副本发送原告。"被告在中华人民共和国领域内没有住所的，应当在收到起诉状副本后三十日内提出答辩状。被告申请延期答辩的，是否准许，由人民法院决定。

（二）答辩状的特点

　　1. 内容既要有针对性又要注意逻辑　内容应当主要针对原告或者上诉人的指控进行辩驳，无须长篇大论的论述，抓住重点即可。

2. 答辩对象明确 一审案件中的答辩对象是原告，二审案件中的答辩对象是上诉人。

3. 具有时效性 不同性质的案件，有不同的答辩时限，答辩人应当把握好答辩时间，在有限的时限内行使自己的答辩权。

（三）答辩状的分类

1. 根据审判程序分类 可分为一审程序答辩状和二审程序答辩状。

2. 根据案件性质分类 可分为刑事答辩状、行政答辩状和民事答辩状。

（四）答辩状的结构、内容和写法

由首部、正文和尾部三部分组成。

1. 首部 包括标题和答辩人基本情况。

（1）标题 根据案件的性质写明"民事答辩状"或直接写明"答辩状"。

（2）答辩人基本情况 依次写明答辩人和被答辩人的姓名、性别、出生年月日、民族、出生地、职业、职务、住址、电话等基本信息。答辩人是法人或其他组织的，应写明单位或组织名称、地址以及法定代表人或代表人的姓名、职务，接着还要依次写明企业性质、工商登记核准号、经营范围和方式、开户银行和账号等。

2. 正文 包括答辩事由、答辩理由、答辩请求和证据。

（1）答辩事由 起诉案件的答辩状和上诉案件的答辩状在写法上有差异。起诉案件的答辩状应写成"因××案，现提出答辩如下。"上诉案件的答辩状应写成"上诉人××（姓名）因××（案由）一案不服××人民法院××××年××月××日×字第×号×事判决（或裁定），提起上诉，现提出答辩如下。"

（2）答辩理由 应针对原告或上诉人的诉讼请求及其所依据的事实与理由进行反驳与辩解。

（3）答辩请求 答辩人在阐明答辩理由的基础上，针对原告的诉讼请求向人民法院提出应根据有关法律规定保护答辩人的合法权益的请求。

如果民事答辩状中的请求事项为两项以上，在写请求事项时应逐项写明。对上诉状的答辩请求应为支持原判决或原裁定，反驳上诉人的要求。

（4）证据 答辩中有关举证事项，应写明证据的名称、件数、来源或证据线索。有证人的，应写明答辩状证人的姓名、住址。

3. 尾部 包括致送法院的名称，答辩人签名盖章，答辩日期和附项。附项中应写明答辩状副本份数和证据清单。

（五）撰写答辩状应注意的问题

以民事答辩状为例。

（1）依次写明答辩人和被答辩人的姓名、性别、出生年月日、民族、籍贯、职业、住址。答辩人有诉讼代理人或委托代理人的，也应写明其身份事项。案由部分，写明答辩人因何案的起诉状或上诉状提出答辩。行文中必须写明双方当事人是谁，以及对方起诉的案由是什么。一般表述为"因……一案，提出答辩如下。"

（2）正文中的答辩理由和答辩请求应针对原告诉讼请求的答复或反驳，包括事实依据、有关证据、法律依据。

（3）送达何法院、答辩时间和答辩人姓名、附项在尾部要写明。

（六）民事答辩状格式范本

民事答辩状

答辩人：×××，男/女，××××年××月××日生，×族……（写明工作单位和职务或职业），住址……，联系方式……

法定代理人/指定代理人：×××，……

委托诉讼代理人：×××，……

（以上均要写明答辩人和其他诉讼人的姓名或者名称等基本信息）

对×××人民法×××……民初……号……（写明当事人和案由）一案的起诉，答辩如下：……（写明答辩意见）。

证据和证据来源，证人姓名和住所：……

此致
××人民法院

附：本答辩状副本×份

答辩人（签名)/答辩人（单位公章和法定代表人签名）
××年××月××日

三、其他广义的法律文书

（一）授权委托书

1. 授权委托书的概念 委托人将有限的代理权通过书面证明委托给代理人的法律文书。在代理活动中，委托人的诉讼权或民事行为权是通过授权委托书进行转移的，委托人可以选择转移部分权利，也可以转移全部权利，代理人权利范围取决于委托人授权的多少。通常委托人是诉讼活动或非诉讼活动（普通民事活动）的当事人，而代理人的范围十分广泛，可以是律师或其他民事行为主体。

请你想一想

通常在什么情况下，我们需要授权和委托他人代表自己行使法律相关的活动？应该如何进行授权委托才是有效合法的呢？

《中华人民共和国民事诉讼法》第五十八条规定："当事人、法定代理人可以委托一至二人作为诉讼代理人。律师、当事人的近亲属、有关的社会团体或者所在单位推荐的人，经人民法院许可的其他公民，都可以被委托为诉讼代理人。"

授权委托书一旦签署，在委托方的合法授权内，被委托方行使的全部职责和责任都将由委托人承担，被委托方不承担任何法律责任；被委托方作出违反委托书或法律的行为，委托方有权终止委托协议；委托方也可以随时撤销委托书，但应将撤销通知及时送达相关人。例如公司股东因某些原因无法亲自参加股东大会时，可以拟写委托书委托他人代表自己在会上行使投票权。

2. 授权委托书的作用　授权委托书的作用是用文书的形式确定某人或某机构从事某项特定的活动，并拥有完成该项活动的权利和义务，能够规范有序地帮助人们解决无法亲自处理某事的难题。

3. 授权委托书的特点

（1）合约性　授权委托书实际上是一种合约、契约，双方一定都要对委托书的内容表示同意，并承担责任和义务，法律同时也保护委托双方的合法利益不受侵犯。在这种委托关系下，委托方授权被委托方为自己的利益而从事某项活动，无论双方是否熟识，被委托方都有责任依据委托书所规定的授权范围合理行事。

（2）时限性　授权委托书只在委托时限内有效，委托与被委托的关系也只在此期限内受法律保护。

4. 授权委托书的分类

（1）根据法律效力分类　可分为一般委托书和代理委托书。

1）一般委托书　被委托方要在委托方的意愿下进行法律活动（如诉讼、立遗嘱、财产分割等），被委托方不得擅自放弃委托方的权利或处分财产，否则无效。

2）代理委托书　被委托方享有委托方的所有权利（如财产处分、撤诉等）且具有委托方作出行为的同等法律效力，为此被委托方也常常通过委托代理行为获取一定的报酬。

（2）根据案件性质分类　可分为民事诉讼代理授权委托书和民事行为代理授权委托书。

（3）根据授权行为主体分类　可分为个人授权委托书和法人授权委托书。

（4）根据委托内容分类　可分为商务授权委托书、房屋出售委托代理书、著作权委托代理书、贷款委托书、税收代征委托书等多种。

（5）根据形式分类　可分为口头委托书和书面委托书。

5. 结构、内容和写法　授权委托书一般由首部、正文和尾部三个部分构成。

（1）首部　包括标题和委托人、代理人的基本情况。

1）标题　要写明"授权委托书"。

2）委托人基本情况　委托人部分应依次写明姓名、性别、出生年月日，民族、出生地、职业、职务、住址、电话等基本信息。若委托人是企业或其他组织，应写明法定代表人及其职务。

3）代理人基本情况　首部应按书写标准写成"受委托人"，然后依次写明代理人的姓名、工作单位、职务、地址等基本信息。

（2）正文　应写明委托代理的具体事项。

1）委托代理权限　若委托代理的是民事诉讼活动，应写明委托代理的案件性质和名称，如财产纠纷案、离婚案。还要说明代理权限是一般委托代理还是特别委托代理。

若委托代理的是民事行为，则应按照实际情况写明具体委托事项，写明委托权限是一次委托、特别委托还是总委托。

说明委托代理权限后，应按法律规定注明"委托人×××自愿委托×××，并经其同意为受委托人"。

2）委托代理时限　应写明本委托书的有效期限。

（3）尾部　包括委托人和受委托人签名盖章以及授权委托书书写日期。

6. 撰写授权委托书应注意的问题

（1）宜采用说明的方法。授权委托书的主体部分是写明委托人经过协商，由委托人规定受委托人的代理权限。由于委托人必须向受委托人具体说明所代理的事项和权限范围，这就决定了书写委托书宜采用说明的方法。在说明委托事项、代理权限时，要持慎重态度，内容要认真推敲，文字要字斟句酌。

（2）规定必须明确完备。如委托谁代理、委托代理何种事项、每种事项代理的权限范围等。

（3）表述上应按照事物固有的顺序，有条理地加以说明。结构上应该层次分明，先后顺序要恰当。文字应当精确明了。

（4）要有严肃慎重的写作态度。因为委托书一经确立，双方都要承担由此产生的法律后果。

（5）凡是与个人人身有密切联系的，或是产生人身关系的法律行为，都不能委托他人代理，如结婚登记、立遗嘱、收养子女、申请办理委托书等。

你知道吗

法律文书种类繁多，从语言到格式，要求十分严格，因此对书写文书的主体有较高的要求。随着我国社会主义法制建设的深入，社会各主体对法律知识都有一定程度的了解，但在实际的法律实践中，仍然有许多人无法通过正确书写法律文书来维护自身的合法权益。因此，授权委托就成了十分重要的一环。

（二）仲裁申请书

仲裁是指当事人自愿将他们之间发生的有关合同纠纷或其他财产权益纠纷提交给予争议无利害关系的第三方作出终局性裁决，且裁决对各方当事人均有约束力的活动。

与诉讼相比较，仲裁具有分担司法机关判决压力的补充替代作用，减少社会在纠纷解决方面的成本和代价，能更加及时有效地调整人际关系和社会关系，有效节约司法资源。

国内仲裁机构主要受理的是平等的主体，包括公民、法人和其他组织之间发生的合同纠纷和其他财产权益争议纠纷。不受理婚姻收养、监护扶养继承纠纷，也不受理应当由行政机关处理的行政争议。涉外仲裁受理涉外经济贸易、运输海事中发生的纠纷的仲裁。

1. 仲裁申请书的概念　仲裁申请书是指发生合同争议或其他财产权益争议的一方当事人根据双方所达成的仲裁协议，向约定的仲裁委员会提出仲裁申请，要求对已发生的纠纷作出仲裁裁决的书面文书。

2. 仲裁申请书的结构、内容和写法　包括首部、正文、尾部三部分。

（1）首部　包括标题和当事人的基本情况两部分。

（2）正文　包括请求事项、事实和理由部分，写明双方争议的主要事实。

1）首先，写明申请人与被申请人之间的关系；其次，写明纠纷的起因、时间、地点、发生和发展过程及后果等；最后，写明双方当事人争议的焦点、过错情节、责任的负担等。

2）理由部分主要说明被申请人应承担相应责任的依据、提交仲裁的依据。

（3）尾部　包括申请人签名和日期。

3. 撰写仲裁申请书应注意的问题

以劳动仲裁申请书为例。

（1）申请仲裁的案件必须是劳动争议案件（劳务争议不受理），而且要符合劳动争议仲裁委员会的受理范围。

（2）必须在法定申请时效期间（劳动争议发生之日起1年内）向仲裁委员会提交书面申请书，并按照被申诉人数提交副本。

（3）如果申请的劳动争议属集体劳动争议，当事人应推举代表参加仲裁。

（4）可以委托律师等专业人员作为案件代理人，代理立案，参加仲裁。

（5）在立案时要有相关的证据材料并在指定的时限内交付仲裁委。

【例文】

劳动仲裁申请书

申请人：×××，男，汉族，1964年6月1日出生，住址：××市××区×××街道×号，联系电话：×××

被申请人：×××，单位名称：×××市×××医院，住所地：×××

负责人：姓名：×××，职务：×××，联系电话：×××

请求事项：

依法裁决被申请人支付申请人停工留薪期间工资×××元、鉴定费×××元、一次性伤残补助金×××元、一次性工伤医疗补助金×××元，一次性伤残就业补助金×××元。

事实和理由：

××年×月，申请人到被申请人处上班，担任120急救人员。在××年4月5日夜接报，随 120 急救车对××市××区××酒吧三位酗酒顾客进行急救。其间被一酒醉者重拳击伤。进××医院，被诊断为双额颞脑挫裂伤，双额颞顶硬膜下血肿，双额颞颅骨骨折，左侧额颞头皮裂伤。

××年××月××日，×市人力资源和社会保障局作出编号为 13583 号工伤认定书，认定申请人所受伤害为工伤。20××年××月××日，×市劳动能力鉴定委员会以编号为 768 号劳动能力鉴定书，鉴定申请人伤残等级为×级。

事故发生后，被申请人仅支付申请人部分医药费，双方对工伤其他赔偿项目协商未果。

综上，申请人在工作时间和工作场所内，因工作原因受到事故伤害，已被认定为工伤。被申请人理应依法支付申请人各项工伤赔偿费用和其他补偿，而被申请人推脱不予支付的行为，已严重损害了申请人的合法权益。申请人为维护自己的合法权益，特依据我国《中华人民共和国劳动法》《中华人民共和国劳动争议调解仲裁法》《工伤保险条例》的规定，向贵委提起劳动仲裁，请求贵委依法裁决。

此致
××劳动争议仲裁委员会

申请人：×××

××年××月××日

目标检测

一、选择题

1. 广义的法律文书包括（　　）。
   A. 司法文书　　　　B. 执法文书　　　　C. 涉法文书　　　　D. 合同文书

2. 法律文书的特点有（　　）。
   A. 合法性　　　　B. 规范性　　　　C. 实效性　　　　D. 准确性

3. 撰写法律文书应注意的问题有（　　）。
   A. 生动活泼，修辞丰富　　　　　　B. 尊重事实，忠于法律
   C. 摆明立场，准确选材　　　　　　D. 语言精练，结构完整

4. 根据案件性质的不同，起诉状可以分为（　　）。
   A. 民事起诉状　　B. 刑事起诉状　　C. 答辩状　　　　D. 行政起诉状

5. 民事答辩状的正文部分包括（　　）。
   A. 答辩事由　　　B. 答辩理由　　　C. 答辩请求　　　D. 证据

6. 当事人依法向仲裁委员会提交的申请仲裁纠纷的文书是（　　）。
   A. 仲裁协议书　　B. 仲裁谈判书　　C. 仲裁申请书　　D. 仲裁判决书

二、思考题

1. 法律文书的主要用途表现在哪四个方面？
2. 起诉状目标明确的含义包括什么？

3. 授权委托书的作用是什么?

4. 撰写劳动仲裁申请书应注意的问题有哪些?

书网融合……

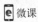微课　　　　　划重点　　　　　自测题

第十二章 礼仪演讲文书的写作

PPT

学习目标

知识要求

1. **掌握** 礼仪演讲文书的概念、特点、类别及写作基本要求。
2. **熟悉** 撰写礼仪演讲文书应注意的问题。
3. **了解** 邀请函和请柬的异同。

能力要求

1. 能够熟练掌握贺信（电）、欢迎词、欢送词、答谢词、邀请函和请柬、主持词、演讲词的撰写要求。
2. 学会根据写作目的和要求正确选择运用贺信（电）、欢迎词、欢送词、答谢词、邀请函和请柬、主持词、演讲词文种；运用贺信（电）向取得重大成绩、作出卓越贡献的有关单位或人员表示祝贺或庆贺；运用欢迎词对宾客表示欢迎之意；运用欢送词对宾客表示送别之情；运用答谢词对别人的帮助或款待表示感谢；运用邀请函和请柬对客人发出邀请；运用主持词主持一项活动；运用演讲词做一次演讲。

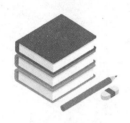 **实例分析**

实例

贺　信

××市市场监督管理局：

在××市市场监督管理局成立两周年的喜庆时刻，我谨代表××市委、市人民政府向你们表示热烈的祝贺！并向全局干部职工致以诚挚的问候！

两年来，你们克服人员较少、任务繁重的困难，以保障人民群众饮食用药安全为中心任务，艰苦创业，开拓创新，争先创优，不断加强能力建设，提升了食品药品监管工作水平；你们做到依法行政，严格执法，有力打击制售假劣药品医疗器械不法行为，规范和净化食品药品市场，全力维护了人民群众身体健康和生命安全；你们坚持科学监管，服务发展，在执法中服务，在服务中执法，积极帮助医药企业排忧解难，为××医药经济迅速成长创造了有利条件。全市市场监管机关为维护社会和谐稳定和促进××经济发展发挥了重要作用。

食品药品安全是天大的事，食品药品监管责任重于泰山。希望你们以建局两周年为新的起点，坚持以习近平新时代中国特色社会主义思想为指导，紧密结合全市经济建设和社会发展战略要求，围绕人民群众最关心、最直接、最迫切需要解决的实际问题，努力工作，真抓实干，不断创新监管思路，完善监管机制，提高监管效能，朝着新的更高的目标迈进，为建设现代化的小康平安××作出更大的贡献。

××市市委书记　×××

×年×月×日

问题　1. 上文写作的主要目的是什么？

　　　　2. 它所针对的内容是什么？

礼仪文书包括人们在社会交往中为融洽或调适相互关系而使用的各类应用文体。

一、贺信（电）🅴微课

（一）贺信（电）的概念、特点

1. 贺信（电）的概念　贺信是机关、团体、企事业单位或个人向取得重大成绩、作出卓越贡献的有关单位或人员表示祝贺或庆贺的礼仪专用书信。表达祝贺的信函通过无线电传输就称为贺电。

2. 贺信（电）的特点

（1）喜庆性　贺信（电）是表达庆贺、赞扬或祝福的感情，因此，用语造句都充满着热情，字里行间洋溢着喜庆、热烈。

（2）鼓舞性　重要的贺信（电）对广大的受众具有鼓舞和教育性。

（3）多样性　贺信（电）可以根据祝贺对象的具体情况使用贴切的文章体裁。

> **请你想一想**
>
> 在日常工作过程中，机关、团体、企事业单位或个人向取得重大成绩、作出卓越贡献的有关单位或人员表示祝贺或庆贺，应该使用什么样的文种并注意什么事项？

（二）贺信（电）的分类

根据作者类型分类，可分为单位贺信（电）和个人贺信（电）。

（三）贺信（电）的结构、内容和写法

1. 标题　常见的写法有三种：①只写"贺信"或"贺电"二字；②写由谁发出的贺信（电），如《××公司贺信（电）》；③写谁给谁的贺信（电），如《××协会给××公司的贺信（电）》。

2. 称谓　顶格书写受文单位名称或个人姓名，后缀职务、职称或"先生""女士"等，祝贺会议则写会议名称。

3. 主体　根据受文对象的不同，正文的内容与措辞有所区别。

（1）祝贺取得成绩的贺信（电）　主体要充分肯定和热情颂扬对方所取得的成绩，述评取得成绩的原因及意义，表示向对方学习，或提出希望。

（2）祝贺会议贺信（电）　主体侧重说明会议召开的意义和影响。

（3）祝贺领导履新贺信（电）　主体侧重祝愿对方在任期内取得新成就，并祝愿双

方友谊加强。

4. 结尾 可再次写祝愿、鼓励和希望方面的话，也可不另写结尾。

5. 落款 最后在右下方写祝贺者的单位名称或个人姓名，及年、月、日。

（四）撰写贺信（电）应注意的问题

1. 写明祝贺事由 贺信（电）应写清向谁祝贺、祝贺什么、为什么祝贺等。有时还要向被祝贺者提出新的要求和希望，并写上表示祝贺的话。

2. 颂扬恰如其分 贺信（电）的内容要真实，评价成绩、颂扬意义要恰如其分；提出希望要求应顾及对方情况、切实可行；表达敬意、学习之心，要由衷恳切，不可空喊口号。

3. 用语富有感情 贺信（电）的用语要有鲜明的感情色彩，要使人感到温暖和愉快，受到鼓励和教育。

【例文】

贺 电

××公司：

由贵公司承建的××大输液车间于×年×月×日上午×时×分胜利完工，在此，特向你们表示热烈的祝贺，并向所有付出辛勤劳动、努力工作的工程建设者致以崇高敬意和诚挚问候！

××大输液车间于×年×月×日开工建设，贵公司项目经理部的领导、工程技术人员以及广大施工人员科学组织，精心施工，战酷暑，斗严寒，不分昼夜，加班加点，克服了地形地质条件复杂、渗水严重等种种困难，历经×个日夜，××大输液车间胜利完工。

施工中，项目经理部强化安全生产管理，狠抓安全防护措施落实，大力开展"平安工地"建设活动，确保了工程质量。××大输液车间是我公司"十三五"期间重点建设工程，它的完工为实现我公司"十三五"规划建设目标奠定了坚实的基础。

期望贵公司全体建设者继续发扬攻坚克难、事争一流的优良作风和精神，进一步加强工程管理，坚持精细化施工，创先争优，奋力拼搏，再创佳绩，圆满完成在我公司建设的全部工程项目，为促进我省医药事业发展作出新的更大的贡献。

××医药公司

×年×月×日

【例文】

贺 信

××医学会：

值此××医学会成立××周年暨第××次全国会员代表大会召开之际，谨向××医学会表示热烈祝贺，向全国广大医学科技工作者表示亲切慰问！

××医学会自创立以来，紧跟时代步伐，不断发展壮大，已经成为在医学界具有广泛影响的重要学术团体，成为推动我国医疗卫生事业发展的一支重要社会力量。

特别是改革开放以来，××医学会坚持学会宗旨和民主办会原则，紧紧围绕国家医疗卫生工作的各项任务，奋发进取，开拓创新，做了大量卓有成效的工作，为提高医学科技水平、繁荣医疗卫生事业、保障人民群众身体健康、促进经济社会发展发挥了重要作用，赢得了广大医学科技工作者的信赖，得到了广大人民群众的好评。

医疗卫生事业的发展，直接关系到人民群众的身体健康和生命安全，是社会进步和人的全面发展的重要标志，也是构建社会主义和谐社会的具体体现。

广大医学科技工作者要坚持以习近平新时代中国特色社会主义思想为指导，按照实施科教兴国战略的要求，积极开展医学科学技术研究，努力掌握精湛的医疗技术，身体力行高尚的医德医风，更好地为人民群众身体健康服务。

××医学会要进一步发挥党和政府联系广大医学科技工作者的桥梁和纽带作用，大力倡导"献身、创新、求实、协作"精神，推动医学科技进步，促进医学科技人才成长；普及医学卫生知识，提高医疗技术服务水平；促进医疗卫生行业自律，维护医学科技工作者合法权益；密切学科和学术团体协作，扩大国际医学交流与合作，为振兴中华医疗卫生事业、为全面建设小康社会作出更大的贡献！

×××部门

×年×月××日

二、欢迎词、欢送词与答谢词

（一）欢迎词

欢迎词指在迎接宾客的茶会或酒宴上，主人对宾客表示欢迎之意的致词。

欢迎词一般由标题、称呼、正文、结尾、落款五部分组成。

1. 标题 写在第一行的正中位置，可用"欢迎词"三字作标题，也可概括性地写"×××在欢迎×××会上的讲话（致词）"。

2. 称呼 在第二行顶格写，一般应写全尊称，有的在名称前加上表示亲切程度的修饰语，如"尊敬的""敬爱的""亲爱的"等。

3. 正文 一般表达四层意思：①介绍来宾访问的背景情况，对客人的来访表示欢迎、问候或致意；②客观评价对方的业绩，阐明来访的意义、双方的友谊与合作；③简单介绍本单位（或本地区、本国）的情况，如果是外宾，则以介绍我国的内外政策为主；④热情地表示良好的祝愿或希望。

4. 结尾 一般是再一次对来客表示欢迎与祝愿。如"再一次对你们的光临表示热烈欢迎""祝你们的来访取得圆满成功""祝你们访问期间过得愉快"等。

5. 落款 包括署名和日期。

（二）欢送词

在送别的会议或茶会、酒宴上，主人发表表示送别之情的致词称为欢送词。欢送词的写法和欢迎词基本相同，只不过正文内容有所区别，对欢送的人或团队应给予肯定和评价，并在此基础上表达欢送、依依惜别之情。如果是友好访问团队，还要表示对再一次的来访的期待，并祝愿一路顺风。

（三）答谢词

答谢词是指在茶会或酒宴上，被欢迎者或被欢送者对别人的帮助或款待表示感谢的致词。首先对主人的热情款待表示感谢，然后表达自己表达谢意的原因，态度谦恭、礼貌，语言简练，结构完整。

三、邀请函与请柬

邀请函和请柬，均属于对客人发出邀请时使用的专用礼仪信函。在当今社会组织的公共关系活动中，邀请函和请柬的应用非常广泛和频繁，是社会礼仪交际的重要媒介和平台，但二者有差异，写作时不可混淆使用。

（一）内涵性质差异

邀请函，也称邀请信，是各级行政机关、企事业单位、社会团体或个人邀请有关人士前往某地参加某项会议、工作或活动的一种专用书信形式，发出邀请函是为了表示正规和重视。

请柬，也称请帖，是各级行政机关、企事业单位、社会团体或个人在活动、节日和各种喜事中邀请宾客使用的一种简便邀请函件，一般用于社会组织友好交往活动、座谈会、联欢会、派对、联谊会、纪念仪式、婚宴、诞辰和重大庆典等，发送请柬是为了表示庄重、热烈和隆重。

邀请函和请柬在内涵性质上的差异在于：邀请函一般是为具有实质性工作、任务或事项发出的，如学术研讨会、科技成果鉴定会等；而请柬一般是为礼仪性、例行性、娱乐性活动发出的，如上述的庆典、娱乐、晚会等。

（二）邀请对象差异

邀请函一般由社会组织出面，邀请对象的范围往往不能确指，而是某个行业或较大的范围，被邀请的人员较多，使用称谓大多为泛指。当被邀请人员较多时，邀请函的称谓可以不确指某人，而是组织，如"各培训机构""各煤矿企业"；当被邀请人员较少时，可以确指"张三李四"，如"尊敬的××老师""××同志"等。

请柬可以由社会组织出面发出，也可由个人发出，邀请对象一般都是上级领导、专家、社会名流、兄弟单位代表、亲朋好友等。请柬的称谓一定要确指，如"尊敬的××教授""敬爱的××总经理"等。

你知道吗

邀请函和请柬在邀请对象上的差异在于：邀请函的邀请对象与主人是宾主关系，而非上下级关系或管理与被管理的关系；而请柬的邀请对象与主人有时存在着上下级关系或管理和被管理的关系。

（三）身份礼仪差异

邀请函和请柬的相同之处在于：两者均属于礼仪文书，文首文尾处必须使用敬语来表达礼仪，但由于二者在邀请对象身份上的差异，对于邀请对象的礼仪表达存在着相当大的不同。使用敬语有称谓和结束语两处。

邀请函为了表示对被邀请者的尊重，可以使用重要的敬语，也可以使用一般的敬语。在使用称谓敬语时，可以直呼其名，如"尊敬的××女士""××先生""××教授"等。有时，由于邀请函发送对象的不确指性，当向某个行业范围发送邀请时，使用的称谓还可以不用填写姓名，如"各专家组织""各培训机构"等。在结语处，邀请函使用一般敬语或问候语即可，如"此致""专此奉达，并颂秋祺""敬请光临"等。

请柬既可以表示对被邀请者的尊重，又可以表示邀请者对此事的郑重态度，因此请柬一定要使用重要的敬语，如"尊敬的×××女士/先生""敬爱的×经理""亲爱的×小姐"等。

由于请柬发送对象的确指性，在使用称谓敬语时，一般不能直呼其名，往往采用"敬语＋职务（长辈）"的模式。在请（结）语处，请柬必须使用特殊的典雅敬语，如"致以敬礼""顺致崇高的敬意""恭候莅临""敬请出席""敬请光临指导"等，敬语是请柬的重要标志。

邀请函和请柬在身份礼仪上的差异在于：邀请函的邀请对象与邀请者无上下级关系或管理与被管理的关系，可使用一般性敬语；而请柬的邀请对象与邀请者或是存在着上下级关系或管理和被管理的关系，或是专家、社会名流、亲朋好友等，感情色彩较浓，要使用重要性敬语。

（四）结构要素差异

邀请函往往对事宜的内容、项目、程序、要求、作用、意义作出介绍和说明，结构复杂、篇幅较长。文尾还要附着邀请者的联络方式，且以回执的形式要求被邀请者回复是否接受邀请，文尾处邀请者需要加盖公章表示承担法律意义上的责任。

请柬内容单一、结构简单、篇幅短小，可用三两句话写清活动的内容要素。一般可使用统一购买制作的成品，有时也可自行制作随意化、人性化的精美作品，不要求被邀请者回复是否接受邀请，邀请者不必加盖印章。

邀请函和请柬在结构要素上的差异在于：邀请函可用信封通过邮局寄出，或通过电子邮件发送；请柬大多由"里瓤"和"封面"构成，属于折叠并有封面的形式，封面写上"请柬"或"请帖"两字，要求设计美观、装帧精良，可用美术体的文字和烫金，图案色彩装饰以鲜红色的居多，表示喜庆。

（五）语言特征差异

邀请函的文字容量大于请柬。从整体而言，对事宜的内容、项目、程序、要求、作用、意义作出详细的介绍和说明，务必使被邀请者明确其中的意思，达到正常交流交际的效果，最终做到表意周全、敬语有度、语气得体。

　　请柬的文字容量有限，要十分讲究对文字的推敲。语言务必简洁、庄重、文雅，但切忌堆砌辞藻；语气尽量达到热情和口语化，但切忌俚俗的口语；请语以文言词语为佳，但切忌晦涩难懂。最终做到话语简练、达雅兼备、谦敬得体。

　　邀请函和请柬在语言特征上的差异在于：由于二者在邀请对象和身份礼仪上的差异，因此，邀请函的语言要准确、明白和平实；而请柬的语言务必简洁、庄重和文雅。

　　鉴于邀请函和请柬具有上述五种重要的差异，在应用两种礼仪文书时，应酌情慎重行文，以求"文""意"相匹配，实现社会组织准确无误地传达有关信息，确保社会交际礼仪作用的充分发挥，以最大限度地激发有关组织或个人的兴趣，从而展示自身良好形象和达到预期的理想交际效果。

【例文】

邀请函

　　因工作需要，我单位拟将"××市场监管"政务新媒体委托第三方建设维护管理，现面向社会第三方机构进行公开询价，具体函告如下：

　　一、服务内容

　　（一）根据我单位工作职能和特色亮点工作，针对政务微信、政务微博平台特点，对全年宣传工作进行内容、形式策划，并在重要时间节点对重要工作事项予以专题策划。

　　（二）根据我单位工作职能和特色亮点工作，策划全年政务抖音宣传方案，并制作抖音成品 3 个。

　　（三）采集相关素材并进行标题内容视觉软化，每天推送不少于 1 条。其中，原创信息一周不少于 1 条，图文解析一年不少于 5 篇，原创定制化 H5 一年不少于 4 个，MG 一年不少于 1 个。

　　（四）策划开展线上线下互动活动及组件开发，一年不少于 2 次。

　　（五）按照"××发布""××市场监管矩阵""中国市场监管"等政务新媒体考核要求，做好日常信息报送、反馈和联动工作。

　　（六）提升"××市场监管"政务双微影响力，策划提升粉丝量和活跃粉丝量、文章阅读量以及转发点赞数。其中，粉丝量在 20××年基础上增加 50%，政务微信文章阅读量 1 万 + 篇数一年不少于 6 篇，在全国市场监管系统新媒体影响力排行榜上排位进位不低于 3 名。服务费直接与以上绩效情况挂钩。

　　（七）驻点编辑 1 名，专职"××市场监管"政务双微运行管理。对接机构技术服务支撑，协助做好其他线下宣传活动。

　　二、报价要求

　　本项目预算 18.7 万元，超出预算报价无效。报价包含项目需求说明中所有项目内容。有意愿参加本次询价活动的单位，请按要求于××月××日前，将询价表（加盖

公章并密封）邮寄或当面送至我单位。邮寄地址：××东区××街××号 9 楼 710 室，联系人：王老师，联系电话：×××

三、其他事项

……

附件：询价报价表 . docx

××市市场监督管理局
×年×月×日

四、主持词

主持词是主持人用于说明活动主旨，引导、推动活动展开，串联和衔接前后内容，总结和概括活动情况的文稿。

（一）节目主持的分类

节目主持形式多样，如果按场合分有社会活动、文艺活动和广播电视等几大类。

1. 社会活动 包括比赛、演讲、论辩、会议、典礼等。写作主持词要了解活动的宗旨，熟悉活动议程，把握好时间及每个环节的进程，随时注意控制会场气氛。主持词的写作要严肃认真，语言要简洁明快、干净利落，主持人的语言一般使用第三人称。

2. 文艺活动 包括文艺性演出、各种舞会、晚会、联欢会、产品促销活动等。这种活动比较轻松活泼，主持词的撰写比较灵活。既要有事先拟定的主持词，又要随机应变，幽默风趣，也可以让观众参与，双方互动，创设一种轻松欢快的和谐气氛。

3. 广播电视 包括各种综合性、专题性、专业性的板块节目。撰写此类主持词，事先要尽可能多地了解一些专业知识，抓住重点，反映热点、焦点问题，要把握时机，引导人们思考或参与，吸引听众或观众的注意力。主持人往往采用第一人称，语言亲切，娓娓道来，要晓之以理，动之以情。

（二）撰写主持词应注意的问题

1. 认真准备，周密策划 如何说开场白、如何前后串联、如何形成高潮、如何结束，都是主持词的重要内容，要潜心研究，精心创作。要撰写会议

> **请你想一想**
> 主持大型活动时，如何做到不冷场？

或活动主持词，必须提前准备，尽早介入。要了解会议或活动的整体情况，掌握全部内容。如会议或活动的主题、目的、到会领导、参加人员、发言顺序等。

2. 勇于创新，不拘一格 主持词的写作没有固定格式，它的最大特点就是富有个性。不同内容的活动，不同内容的节目，主持词所采用的形式和风格也不相同。庄重、严肃的活动，如会议、新闻、法制等方面的内容，要选择平稳、厚重的主持词；庆典活动、文艺活动、少儿节目要选择欢快、亲切、生动、活泼的主持词；大型联欢活动要选择亲切感人、激越明快、富有鼓动性的主持词。除会议的主持需要一定的程式外，其他活动和节目的主持词应力求新颖的形式，鲜活的语言，反映新的生活内容，表现

新的时代主题。写作者要把自己当作观众的朋友，用心去体会、交流，用谈心、聊天的语气，让听众或观众感到亲切自然，产生感情共鸣。

（三）主持词的写作技巧

（1）开场精彩，制造场景效应。良好的开场白对于确定主题基调、表明宗旨、营造气氛、沟通情感是十分重要的。开场白的方法很多，常见的有开门见山，直接入题；情景交融，以情入题；委婉曲折，含蓄入题；幽默风趣，以笑入题。

（2）灵活推进，前后衔接，融为一体。

（3）要巧于结尾，留下余韵。

（4）灵活机智，巧于应变。

【例文】

主持词

同志们：

今天我们召开全县市场监管系统党风廉政建设及重点业务工作安排部署会议，主要目的是安排全系统 2019 年党风廉政建设工作任务，对重点业务工作进行部署。出席今天会议的除了有县委派驻纪检组长×××同志、局班子成员，还有各乡镇所所长和县局机关及直属单位全体干部职工。

今天的会议分为两个阶段，分别是党风廉政建设暨集体约谈会和重点业务工作安排部署会。

下面进行会议第一阶段，全系统党风廉政建设暨集体约谈会，首先请局党组书记、局长×××同志做党风廉政建设工作报告……

下面请县纪委派驻纪检组长×××同志讲话……

下面请各乡镇所及机关股室、直属单位负责人签订《党风廉政建设承诺书》及《重点业务工作任务书》。10 分钟后进行会议第二阶段内容。（请×××同志离会）

会议第二阶段内容由党组书记、局长×××同志主持……

下面进行会议第二阶段，全县市场监管系统重点业务工作安排部署，请各副局长安排当前分管领域内重点业务工作，发言时间控制在 30 分钟以内。

1. 请×××同志安排分管工作。

2. 请×××同志安排分管工作

3. 请×××同志安排分管工作。

下面进行学习培训会。由×××同志主持……

同志们，今天的会议时间紧凑、节奏鲜明，既安排了全系统党风廉政建设工作，又对当前重点业务工作做了安排部署，可以说内容丰富，要求具体，具有很强的指导性、前瞻性和针对性，对做好我们今年的工作具有重要的指导意义，大家一定要认真学习、深入研究、准确把握，切实把思想认识统一到局党组的整体部署上来，确保全面完成今年的各项工作任务。为了贯彻落实好这次会议精神，我再强调三点意见：

一要深入学习，把握实质，把会议精神传达好、贯彻好……

二要强化责任，加强组织领导，切实抓好重点工作任务的贯彻落实……

三是狠抓队伍建设，强调纪律、签到等。

同志们，新的形势催人奋进，新的事业有待开拓，加快腾飞机遇在握，率先发展重任在肩。让我们在市委、市政府的正确领导下，以坚韧不拔的意志、只争朝夕的精神，励精图治，奋力拼搏，为全面完成全年各项目标任务、建设幸福美好新××而努力奋斗！

今天的会议议程全部结束。

五、演讲词

演讲稿是演讲者在演讲时所依据的文稿。通常情况下，演讲者演讲都是有准备、有文稿可以遵循参照的。

（一）演讲和写好演讲稿的意义

演讲是展现一个人口才的最好形式，"是一个人面对群众的谈话"。它的特点是声形合一，感召力强，情景交融。张志公说："演讲是科学，演讲是艺术，演讲是武器。"一个没有口才和演讲能力的人很难适应工作和生活需要。

演讲具有强大的鼓动性，强烈的政治性和社会效应，演讲也是一个人思想水平和各种才华技艺的集中亮相。

（二）演讲稿的结构、内容和写法

演讲稿的基本结构一般由称谓、开头、正文和结尾四个部分构成。

1. 称谓　演讲的对象不同、场合不同，称谓也就不同。常见的有"各位领导""各位来宾""女士们、先生们""同志们""朋友们"等，通常在称谓前加上"尊敬的""敬爱的"等词，以示尊重和友好。

2. 开头　演讲稿的导入部分。写作时要简短、精彩，很快与听众沟通，引人入胜，调动听众的情绪，为后边内容的展开打下基础。

3. 正文　演讲稿的中心部分。要根据演讲对象、内容的特点加以选择材料，要选取有生命力的例子，要条理分明，层次清晰。语言的运用要把握好节奏，时时抓住听众的情绪，做到张弛有道。

4. 结尾　要力求做到简洁明快。要善于运用感情色彩浓郁的词语或修辞手法，要富于鼓动性，给人留下深刻的印象。

（三）撰写演讲稿应注意的问题

演讲稿的写作，既要遵循写作的一般规律，又要掌握自身的写作特点和技巧。

1. 心中装着听众，倾注真情实感　写作演讲稿时要多换位思考，假如自己是听众，自己最想听的是什么，最不想听的是什么。只有站在听众的角度上，与听众平等相待，了解听众的心理，才有可能写出好的演讲稿。对演讲者来说，听众是上帝，听众的反应是演讲成功与否的试金石。"己所不欲，勿施于人。"不要写假话、空话、套话、大话，弄虚作假，听众不买账，演讲也就成了空对空。

2. 精心安排结构，开头精巧，结尾有力 元代文人乔梦符说："作乐府亦有法，曰凤头、猪肚、豹尾是也。"演讲稿的写作也是如此。"凤头"比喻开头新颖精巧，出语不凡，引出正题；"猪肚"比喻正文内容充实，材料丰富，血肉丰满；"豹尾"比喻结尾简短有力，深化主题，引人深思。要做到以下几点。

（1）开头精彩，抓住听众。演讲词的开场在形式上要力求新颖、别致、有趣味性；在内容上要有新意，出奇制胜，使人耳目一新；在容量上要意境深远，内涵丰富；在气势上要排山倒海，声高自远。

（2）构思精巧，巧妙切入。

（3）内容丰富，跌宕起伏。

（4）结尾精彩，留有余香。

常见的结尾方式有总结全文式、展示前景式、借用名言式、哲理升华式、风趣幽默式、激励号召式、余味无穷式。

结束语有五忌：一忌草草收场，敷衍了事。二忌拖泥带水，画蛇添足。三忌精疲力竭，底气已尽。四忌翻来覆去，冷饭回锅。五忌故作谦虚，言不由衷。

（5）标新立异，见解独到。在写作演讲稿时要力求创新、别具风采。

3. 理、事、情、景并举，深刻表现主题 "感人心者莫先乎情""唯有真情能动人"。富有真情的演讲才具有强烈的鼓动性、感染性。真挚而炽热的感情最容易打动人心，引起共鸣，并促使人行动。要凭借自己的观察力和思考力，从身边发现无处不在的理、事、情、景。一篇演讲稿水平的高低，既取决于作者对主题深刻的理解和把握、语言表达功力，又取决于对写作技巧的掌握和娴熟的运用。虽然对每一篇演讲稿来说，在理、事、情、景方面各有侧重，但优秀的演讲稿无一不是理、事、情、景的有机交融。思想的穿透力，事实的震撼力，情性的感染力，物景烘衬力横贯其中，演讲主题才能得到深刻的表现。

4. 短小精悍，妙语连珠 演讲稿最忌讳穿靴戴帽、庞杂冗长、繁文缛节、千篇一律，陈腐之言无异于自欺欺人，绝对不受欢迎。契诃夫说："简洁是才能的姊妹。"短小精悍、内容新颖的演讲总是受人欢迎、印象深刻的。林语堂曾幽默地说："演讲稿如同美女的裙子，越短越好。"短而精，是才情的标尺、成功的要素。写作演讲稿，既要求主题集中，思想凝练，又要求构思用语奇妙，言简意赅。

5. 语言幽默，风趣智慧 幽默是演讲者常用的一种艺术手法。演讲的幽默法，是用诙谐的语言、逗人发笑的"材料"或饶有兴趣的方式来表达演讲内容，抒发演讲者感情的一种艺术手法。莎士比亚曾说过："幽默和风趣是智慧的闪现。"林语堂说："幽默是人类心灵舒展的花朵，它是心灵的放纵或者放纵的心灵。"幽默是一种很高的人生境界，金钱买不来，权势弄不到。幽默在演讲中有相当重要的作用，它所产生的谐趣对听众具有巨大的吸引力和感染力。演讲中运用幽默的方法可以愉悦听众，启迪听众，委婉地表达演讲内容。它多用于即兴、开场、应变、讽刺或批评。

（四）演讲中运用幽默法应注意的问题

（1）幽默的运用必须服从于演讲的主题，突出演讲的中心。否则就是为幽默而幽默，成了喧宾夺主的单纯笑料。

（2）演讲者如果没有丰富的生活体验和广博的知识，就硬要运用幽默法演讲，其幽默就可能沦为低级趣味的滑稽。

（3）幽默法的运用，还需看场合和演讲的具体情境而定。在庄重悲哀的场合不宜多用幽默的语言，而在喜庆的宴会上发表演讲，则可通篇妙趣横生、诙谐幽默。

【例文】

演讲稿

"中国特色社会主义进入了新时代，这是我国发展新的历史方位"，习近平总书记在党的十九大报告上如是说。这是对我国社会主义发展的重大政治判断，更是对我国坚持中国特色社会主义发展的肯定。新时代的我们，比历史上任何时候都更接近、更有信心和能力去将实现中华民族伟大复兴这一梦想变成现实。党的十九大是我国全面建成小康社会决胜阶段、不断增强综合国力、迈入社会发展新时代的关键时期的重要会议，习近平总书记代表十八届中央委员会所做的报告，是夺取新时代新胜利的行动纲领，是新时期中国特色社会主义建设的重要宣言。报告回顾了十八大以来这5年党和国家的发展进程……

报告中还清晰地指出……

深刻贯彻落实党的十九大精神，在思想上政治上行动上同以习近平同志为核心的党中央保持高度一致。思想是行动的先导，思想的高度决定实践的深度和效度。正确的思想认识是做好市场监管工作的先决条件。一方面……；另一方面……

把握市场监管工作的新要求，要不断转变市场监管理念，提升市场监管水平……

把握市场监管工作的新要求，要不断创新市场监管方式，持续推动国家创新体系建设……

为山九仞，非一日之功。在新形势下，我们仍要不忘"全心全意为人民服务"的初心，坚持中国共产党的正确领导，转变市场监管理念，创新市场监管方式，坚守安全底线，服务经济发展，为实现全面建设小康社会、夺取新时代中国特色社会主义伟大胜利不懈努力！

目标检测

一、选择题

1. 下列属于礼仪演讲文书的有（　　）。

　　A. 贺信（电）　　　B. 欢送词　　　　C. 邀请函　　　　D. 便函

2. 贺信（电）的特点有（　　　）。

    A. 喜庆性　　　　　B. 鼓舞性　　　　　C. 多样性　　　　　D. 时效性

3. 演讲稿的结构包括（　　　）。

    A. 称谓　　　　　　B. 开头　　　　　　C. 正文　　　　　　D. 结尾

4. 根据场合的不同，节目主持可以分为（　　　）。

    A. 社会活动　　　　B. 文艺活动　　　　C. 广播电视　　　　D. 体育竞技

5. 邀请函和请柬的差异包括（　　　）。

    A. 内涵性质差异　　B. 邀请对象差异　　C. 身份礼仪差异　　D. 结构要素差异

    E. 语言特征差异

二、思考题

1. 撰写贺信（电）应注意的问题有哪些？

2. 欢迎词包括哪些要素？

3. 撰写主持词应注意的问题有哪些？

4. 主持词的写作技巧包括什么？

5. 演讲稿的写作要求是什么？

书网融合……

    微课　　　　　　　划重点　　　　　　自测题

第十三章 求职竞聘文书的写作

学习目标

知识要求

1. **掌握** 求职竞聘文书的概念、特点、类别及写作基本要求。
2. **熟悉** 撰写求职竞聘文书应注意的问题。
3. **了解** 求职信和简历的异同。

能力要求

1. 能够熟练掌握求职信、辞职信、个人简历、竞聘词的撰写要求。
2. 学会根据写作目的和要求正确选择运用求职书信、辞职信、个人简历、竞聘词文种；运用求职书信向用人单位陈述自己学识、才能和经历，进行自我推销；运用辞职信向工作单位申明辞去职务的意向；运用个人简历概述个人的生活经历；运用竞聘词充分展示自我、表现自我，获取竞聘的胜利。

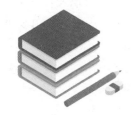

实例分析

实例

求职信

尊敬的领导：

　　您好！

　　感谢您在百忙之中阅读我的自荐信！

　　我叫×××，是××职业学院药物分析专业的应届毕业生。

　　我是个平凡的女孩，但不甘于平庸，我乐观、自信、上进心强，爱好广泛，能够很好地处理人际关系，有协调沟通方面的特长，并且有很强的责任心与使命感，现在，我即将毕业，面对新的人生选择和挑战，我信心十足。

　　从大一开始，我就特别注重在认真学习好专业课的同时，努力培养素质和提高能力，充分利用课余时间，拓宽知识视野，完善知识结构。在竞争日益激烈的今天，我坚信只有多层次、全方位发展，并熟练掌握专业知识的人才，才符合社会发展的需要和用人单位的需求，才能立于不败之地。在努力学习的同时，我积极参加院校组织的各项活动，并在全院知识竞赛中获一等奖。在两年的学习生活中，我锐意进取、乐于助人的作风和表现赢得了领导、老师和同学们的信任和赞誉，在中日联谊医院实习期间，我获得了患者及家属的高度好评。自己付出的辛苦与汗水换来患者的康复与微笑，这是对我最好的奖励。

尽管在众多应聘者中，我不一定是最优秀的。但我仍然很有自信。"怀赤诚以待明主，持经论以待明君。"我不乞求信任，只愿用行动来谋求信任。愿贵公司给我一次尝试工作的机会、施展自己潜能的空间，我会踏踏实实地做好属于自己的一份工作，竭尽全力地在工作中取得好的成绩。

祝贵公司蒸蒸日上，再创佳绩！

此致

敬礼

求职人：×××

××年×月×日

问题　1. 上文写作的主要目的是什么？

　　　 2. 它所针对的内容是什么？

一、求职信 📱微课

（一）求职信的概念、特点

1. 求职书信的概念　求职书信是求职人为谋求某一职业而向用人单位着重陈述自己学识、才能和经历，进行自我推销的专用书信。写作求职信的目的是打动、说服用人单位，促使用人单位最终录用求职者。

请你想一想

在求职过程中，求职人员为了打动、说服用人单位，促使用人单位最终录用该求职者，应该使用什么样的文种并注意什么事项？

2. 求职书信的特点

（1）针对性　体现在三个方面：①针对用人单位的实际情况；②针对读信人的心理；③针对自己的实际情况。

（2）自荐性　毛遂自荐，恰当地介绍自己。使用人单位认识自己、了解自己，最终正式录用自己。

（3）竞争性　择人与择业的双向选择机制决定了求职者的行为本身就是一种竞争。自从求职者投递求职书信的时刻，竞争就展开了。

（二）求职信的分类

根据使用的具体情况，求职书信大致可分为两种。

1. 有明确单位的求职书信　求职者有确定的求职单位，求职信只是写给该单位，意欲在此单位谋职。

这类求职信，可以根据该单位的用人情况，目的明确地介绍自己的情况，达到用人单位的使用要求。这类求职书信一般叫应聘信。

2. 广泛性的求职信　求职者无确定的求职单位，求职信是写给所有同类性质的单位。这种求职信只能根据自己的专长和技能，凭借用人单位通常的用人标准来进行写作。这类求职书信一般叫自荐信。

（三）求职书信的结构、内容和写法

1. 标题　一般可命名为"求职信""应聘信"或"自荐信"。

2. 称谓

（1）对国有企事业单位的称谓　单位名称或单位的人事处（组织人事部）。

（2）对民营、私营或合资独资企业的称谓　公司人事部经理或负责人，也可以笼统地称呼为"尊敬的领导""尊敬的负责人"。

如果知道负责招聘的人员的身份职务、姓什么，可以以职务相称，这时的称呼就是"姓＋职务"，也可以以学历相称，如"杨博士"等。

3. 正文

（1）导言　求职、应聘的缘由，也有的求职信不写导言。

（2）主体

1）简明扼要地介绍自己与应聘职位有关的学历水平、经历、成绩等，令对方从阅读之始就对你产生兴趣。

2）应说明能胜任职位的各种能力，这是求职信的核心部分。要根据所求职位要求的知识、能力、特长、兴趣爱好等去介绍自己的相关情况。

4. 结尾　一般应表达两个意思：①希望对方给予答复，并盼望能够得到参加面试的机会；②表示敬意、祝福，如"顺祝愉快安康""深表谢意""祝贵公司财源广进"等，也可以用"此致"之类的通用词。

5. 署名与日期　标明求职信成文的日期与发出人。

你知道吗

在求职信中，得体的用语能使招聘主管无形中对求职者产生一种亲切感，容易拉近招聘主管与求职者的心理距离，使求职者更容易被招聘人员接受。

【例文】

求职信

尊敬的领导：

您好！

感谢您在百忙之中拨冗阅读我的求职信。我是一名即将从××职业技术学院中药学系毕业的大学生。我很荣幸有机会向您呈上我的个人资料。在投身社会之际，为了找到符合自己专业和兴趣的工作，更好地发挥自己的才能，实现自己的人生价值，谨向各位领导作一自我推荐。现将自己的情况简要介绍如下：

作为一名中药学专业的大学生，我热爱我的专业并为其投入了巨大的热情和精力。在三年的学习生活中，我所学习的内容包括从中药学的基础知识到运用等许多方面。

通过对这些知识的学习，我对这一领域的相关知识有了一定程度的理解和掌握，此专业是一种工具，而利用此工具的能力是最重要的，在与课程同步进行的各种相关实践和实习中，具有了一定的实际操作能力和技术。在学校工作中，加强锻炼处世能力，学习管理知识，吸收管理经验。

众所周知，中药行业是 21 世纪的朝阳产业，特别是随着天然药物在全球的悄然兴起，该专业炙手可热，因此在此形式下我积极学习好本专业理论知识，学习中医药的基本理论和基本知识及系统的中药学专业的基本训练，具有中药鉴定、中药炮制、中药制剂、质量控制及评价的基本能力。

十多年的寒窗苦读，现在的我已豪情满怀、信心十足。事业上的成功需要知识、毅力、汗水、机会的完美结合。同样，一个单位的荣誉需要承载她的载体——人的无私奉献。我恳请贵单位给我一个机会，让我有幸成为你们中的一员，我将以百倍的热情和勤奋踏实的工作来回报您的知遇之恩。

我的联系方式：×××。

期盼能得到您的回音！

此致

敬礼

自荐人：×××

××年×月×日

二、辞职信

（一）辞职信的概念

辞职信是辞职者向工作单位辞去职务时写的书信，也叫辞职书或辞呈。

（二）辞职信的结构、内容和写法

辞职信是辞职者在辞去职务时的一个必要法律程序，通常由标题、称谓、正文主体、结尾、落款五部分构成。

1. 标题 在辞职信第一行正中写上辞职信的名称。标题要醒目，字体稍大。

2. 称呼 在标题下一行顶格处写出接受辞职信的单位组织或领导人的名称或姓名称呼，并在称呼后加冒号。

3. 正文 辞职信的主要部分，正文内容一般包括三部分：首先要写出书信辞职的内容，开门见山让人一看便知。其次叙述递交书信辞职的具体理由，该项内容要求将自己有关辞职的详细情况一一列举出来，但要注意内容的单一性和完整性。最后要写出自己递交辞职信的决心和个人的具体要求，希望领导解决的问题等。

4. 结尾 要求写上表示敬意的话"此致敬礼"。有以下两种写法。

（1）在正文之下另起一行空两格写"此致"，"敬礼"写在"此致"的下一行，顶格书写。要注意的是，"此致"后边不加任何标点，因为这句话未完。

（2）正文后紧接着写"此致"（其后不加标点），另起行顶格写"敬礼"。

此处"敬礼"的顶格，呼应于起首对收信人的称呼，是古代书信"抬头"传统的延续。古人书信为竖写，行文涉及收信人姓名或称呼，都要把对方的姓名或称呼提到下一行的顶头书写，以示尊重。它的基本做法，为现代书信所吸收。

5. 落款　要求写上辞职人的姓名及递交辞职信的具体日期。

（三）撰写辞职信的禁忌

（1）不要说上司坏话。如果你认为有必要向管理层反映一下上司的问题，要尽量以委婉的言辞口头提出。

（2）不要满纸抱怨，抨击公司制度。

（3）不要指责同事，尤其忌讳把同事的"罪行"白纸黑字写在辞职书上。

（4）记得写明确的离职时间，千万不要写"申请"或者"请××批准"。如果写了而领导不拖着不批，会耗费个人时间。

（5）态度要恳切，措辞要委婉。

（6）讲究含蓄性、简洁性。

（四）辞职信的写作方法

（1）要表达出辞职的心理要求（不一定实话实说），可以写一些客套的句子。如"经过多方面的考虑，我打算辞掉所从事的职位"，或者是"因家中变故，我打算申请辞去我的工作"。

（2）说明自己考虑的辞职的时间。如"我考虑在此辞呈递交之后的 2~4 周内离开公司，这样您将有时间去寻找适合的人选，来填补因我离职而造成的空缺，同时我也能够协助您对新人进行入职培训，使他尽快熟悉工作"。

（3）说明你在这个公司里的经验积累，尽可能地去赞扬公司对你的栽培（不论有多么大的委屈和气愤，都不应该在辞职信里表露）。如"我非常重视我在公司的这段经历，也很荣幸自己曾是公司的一员，我确信我在公司的这段经历和经验，将为我今后的职业发展带来非常大的帮助"。

（4）务必亲笔签名，并写好日期。

【例文】

辞职信

尊敬的领导：

您好！我很遗憾自己在这个时候向公司正式提出辞职。

我来公司也已经两年多了，也很荣幸自己成为××集团××药业的一员。在公司工作的这两年里，我学到了很多知识与技能，公司的经营状况也处于良好的态势。非常感激公司给予了我在这样的良好环境中工作和学习的机会。

但是我因为个人原因需要辞职，因此，我不得不离开热爱的岗位。

在未离开岗位之前，我一定会站好最后一班岗，我所在岗位的工作请领导尽管分配，我一定会尽自己的职，做好应该做的事。

望领导批准我的申请，并请协助办理相关离职手续。

祝您身体健康，事业顺心。并祝公司以后事业蓬勃发展。

此致

敬礼

申请人：××

××年××月××日

（五）撰写辞职信应注意的问题

员工提出辞职，一般情况下，是需要向单位递交正式的辞职信的。辞职信作为员工的一种结束与单位之间劳动关系的意思表示具有法律效力，会对劳动关系结束的性质、双方责任的划分产生最有决定性的影响。员工在写辞职信时，需要慎重思考，绝对有必要三思而后行。

1. 要了解辞职权利的性质　员工辞职的权利，共计三种：①与单位协商，这是不需要员工单独拟写辞职信的；②员工提前 30 日提出辞职，这种辞职的权利是一种预告解除劳动合同的权利，在现实中还是会受到一些限制的，而且可能会承担向单位支付违约金的责任，因此，在行使这种权利时，作为员工，应当深思；③即时辞职权利，这种辞职权利，员工是不需要向单位承担任何赔偿或者违约责任的，但是这种辞职需要法定的理由。

2. 要寻找合适的辞职理由

（1）协商解除　只需要双方同意即可，不需要特别的理由；预告解除，只需要提前 30 日通知即可，也不需要特别的理由。

（2）即时辞职　需要特别的理由，其理由形式主要为单位不依法缴纳社保或者拖欠工资或者不付加班费等情形。

3. 措辞要温和，不可激化矛盾　在具体行文时，不可语气过于生硬，不可因辞职信本身而与单位激化矛盾。但是更不可过于委曲求全，不敢宣告理由而使自己被动。

4. 顺利取得相应的证据　员工对于自己辞职的行为本身、辞职的理由负有举证责任。因此员工在辞职前、辞职时就应当有意识地保留相应的证据。比如领导签过字的辞职申请、自己写的辞职信、单位发的工资条等各种证据，需要切记的是，证据需要是原件。

5. 做好仲裁或者诉讼的心理准备　如果你与单位之间的劳动合同中约定了违约金的话，就要做好单位可能会向你索要的心理准备；如果你的档案存在单位的话，就要做好单位可能会扣留档案的心理准备；如果你的社保关系在单位的话，也要做好单位不给你办转的心理准备。

三、个人简历

（一）个人简历的概念、特点

1. 个人简历的概念　个人简历是对某个人的生活经历有重点地加以概述的一种应用文书。

个人简历是对一个人生活经历的精要总结，在一定程度上是一个人的整体形象的缩影，因而是现代社会人事档案的一个重要组成部分，也是考察干部、选拔任用人才等必须具备的一份重要资料。

2. 个人简历的特点　个人简历和求职信同等重要，不能马虎了事。正因为这样，个人简历在写作上讲求真实性、正面性和精炼性。

（1）真实性　写简历时一定要客观理性地总结自己的经历，做到真实、准确，不夸大、不缩小、不编造，这样才能取信于人，具有保存的价值。

（2）正面性　内容应当是正面性的材料。负面的内容要远离简历。

（3）精炼性　个人简历要越短越好，在大多数情况下，一两页就足够了。

（二）个人简历的分类

个人简历可以采用第一人称，自己写自己，也可以采用第三人称，为他人而写。个人简历有三种典型的形式。

1. 按年代顺序排列型个人简历　用这种形式写简历时，对个人经历、学习或社会实践活动中取得的成就，应按照时间先后顺序排列，重点应强调近几年的情况。它的优点是使最近的简历看上去一目了然，容易看懂，这是普遍采用的形式。

2. 实用型个人简历　把个人取得的成就分别列在不同的实践活动名称下，将具体日期写上，把它们作为辅助资料。也就是说，把你认为是最重要的成就排列在前面。这种简历可以掩饰你就业经历不足的劣势，可以针对你最感兴趣的职位目标组织个人经历背景。

3. 目标型个人简历　大多数个人简历着重于过去，目标型简历则着重于未来。在写明具体求职目标（意向）之后，第一项内容的标题应是"能力"，其中列举 5～8 种你所能做好的事情；也可以列举你认为可以胜任的、与你的求职目标相关的岗位，即使你过去从未实际做过的也可以。第二项内容的标题应是"成绩与才能"，应该从你过去非职业性的成就中选出具体事例，而且事例最好与"能力"一项遥相呼应。这种简历的优点是可以让你的未来上司去想象，你可能在哪个职位上会取得好成绩，而这些工作你并未做过。

按年代顺序排列型和实用型简历也都需说明求职目标，留存的余地较大。目标型简历针对性强。采用何种简历，应视个人的需要和目标，看哪种形式最能表现你的优点和长处。

（三）个人简历的结构、内容和写法

以即将毕业的学生为例，一般来讲，个人简历的内容应该包括本人基本情况、个人履历、学习和工作经历、求职意向、联系方式等基本要素。

1. 本人基本情况　包括姓名、年龄（出生年月）、性别、籍贯、民族、学历、学位、政治面貌、学校、专业、身高、毕业时间等。一般来说，本人基本情况的介绍越详细越好，但也没有必要画蛇添足，一个内容要素用一两个关键词简明扼要地概括说明一下就够了。

2. 个人履历　主要是个人从高中阶段至就业前所获最高学历阶段之间的经历，应该前后年月相接。

3. 学习经历　主要列出学习阶段的主修、辅修与选修课科目及成绩，尤其是要体现与你所谋求的职位有关的教育科目、专业知识。不必面面俱到（如果用人单位对你的学习成绩感兴趣，可以提供给他全面的成绩单，而用不着在求职简历中过多描述这些东西），要突出重点，有针对性。使你的学历、知识结构让用人单位感到与其招聘条件相吻合。

4. 工作经历及特长　包括做过哪些社会实践工作，有什么建树或经验教训。作为应届毕业生，则是主要突出你在学校所担任的社会工作、职务，在各种实习机会当中担当的工作。

5. 求职意向　也称求职目标。主要表明本人对哪些岗位、行业感兴趣及相关要求。要表明自己应征的职位，说明自己具备哪些资格和技能，想找什么样的工作。

6. 联系方式　同封面所要突出的内容一样，一定要清楚地表明怎样才能找到你，区号、电话号码、手机号、电子邮箱地址等。

7. 列举证明材料　简历的最后一部分一般是列举有关附加性参考材料，附加性材料包括学历证明、获奖证书、专业技术职务证书、专家教授推荐信和所发表的论文著作等。

（四）撰写个人简历应注意的问题

1. 标题　可以直接写"简历"二字，也可以在"简历"之前冠以姓名和称谓。

2. 工作经历　最重要的部分。初出校门的学生，工作经历可以改为社会实践和实习经历，包括在学校、班级所担任的职务、勤工助学、课外活动、义务工作、参加各种团体组织、实习经历和实习单位的评价等。非初出校门的学生，主要写参加工作之后各阶段的情况，要注意突出主要才能、贡献、成果以及学习、工作、生活中有典型意义的事迹等。这部分内容要写得详细些，通过这些，用人单位可以考察求职者的团队精神、组织协调能力等。

3. 所获得的各种奖励和荣誉　所获得的各种奖励和荣誉，包括计算机技能、专利权、语言技能、许可证书和资格证书等，个人兴趣爱好也可以列上两三项，让用人单位了解求职者的工作、生活情况。

请你想一想
　　同样是介绍自己，简历和求职信的区别是什么？

个人简历的写法没有必要千篇一律，要因人而异，要突出个性、富有创意，向用人单位展示自己，达到成功推销自己的目的。

四、竞聘词

随着国家干部人事制度以及机构改革的发展，愈来愈多的人将通过竞选的方式实现自己的人生理想。同时，随着社会竞争的日趋激烈，大中专毕业生的求职和下岗职工的再就业，也都面临着竞职、竞聘的考验。竞聘演讲为广大人才提供了一个充分展示自我、表现自我的舞台，为了获得竞争的胜利，有必要在竞聘词的写作上多花些工夫。

（一）竞聘词的结构、内容和写法

与演讲词大致相同，但在写法上要求必须突出自身特点：应聘的条件。这里说的应聘条件，包括个人的主观条件和竞聘者提出的未来的任期目标、施政构想、措施方略等。因此，竞聘词在结构上它可以分为以下三个部分。

1. 标题

（1）文种标题法　只写"竞聘词"三个字。

（2）公文标题法　由竞聘人和文种构成或竞聘职务和文种构成，如《关于竞聘××公司经理的演讲》。

（3）文章标题法　可以采用单行标题拟制，也可采用正副标题形式，如《明明白白做人实实在在做事——竞聘学校办公室主任的演讲词》。

2. 称呼　对评委或听众的称呼。一般用"各位评委"即可。

3. 正文　全文的重点和核心，应围绕以下几个方面展开。

（1）开头　要开门见山地叙述自己竞聘的职务和竞聘的缘由。应自然真切，干净利落。

（2）主体　要先介绍个人简历。简洁地介绍自己的情况：年龄、政治面貌、学历、现任职务等。再摆出自己优于他人的竞聘条件，如政治素质、业务水平、工作能力等。最后提出自己任职后的施政目标、施政构想、施政措施。

（3）结尾　要用最简洁的话语表明自己竞聘的决心、信心和请求。

竞聘词中介绍个人简历时要讲求真实性、简要性，突出特殊性；展示工作能力时要突出工作成绩、优化工作思路；提出的施政措施要目标明确、实在；语言上要做到情真意切。

（二）撰写竞聘词应注意的问题

竞聘词的写作质量不仅取决于竞聘者的文字水平，也是其政治素养、理论水平、业务能力等诸多方面水平的综合反映。因此，除了观点鲜明、内容充实、语言通顺外，还要注意如下问题。

1. 实事求是，明确具体　竞聘者介绍的经历、业绩都必须客观实在。给国家作出什么贡献、给单位创造什么效益、给职工提供什么福利，一定要清楚，不能吞吞吐吐，模棱两可。

2. 调查研究，有的放矢　竞聘词是针对某岗位而展开的，因此，写作前必须了解岗位的情况，力争找到解决问题的最佳途径，以便战胜对手。

3. 谦虚诚恳，平和礼貌　评审人员及与会者是不会接受狂妄傲慢、目中无人的竞聘者并委以重任的，所以，竞聘词写作上十分讲究语言的分寸，表述既要生动、有风采、打动人心，又要谦逊可信、情感真挚。

（三）竞聘词的写作技巧

1. 开头要开门夺气　《孙子兵法·军事篇》曰："故三军可夺气，将军可夺心，是故朝气锐，昼气惰，暮气归。故善兵者，避其锐气，击其惰归，此治气者也。"

竞聘词的一个重要特点，就是要有竞争性，而竞争的实质就是争取听众的支持，鼓舞、壮大己方支持者的队伍，瓦解、分化对方支持者的营垒。做到这点的有效手段之一，就是在演说之初的几分钟内，在气势上争取主动，战胜对方。

2. 主体要突出要项及优势　获取竞职演讲成功的关键部分就在主体部分。因此，在这部分的写作上，要突出要项，充分展示竞职者的竞争优势。具体地说，可以从以下几方面努力。

（1）任期目标　竞聘者提出的任期目标要明确且具体实在，才能使人信服。比如竞聘厂长，对未来的生产规模、产品质量、经济效益、技术水平、职工福利等项目，任务、指标要明确，能量化的要尽量量化，不能量化的要具体化。如果为了争取听众而说大话，开空头支票，哄骗听众，听众是不会买账的。并且，竞聘者所定目标要具有竞争力，还必须注重目标的先进性。

（2）施政构想　竞聘者写作时可以联系客观实际、体现岗位特点、注重难点问题、适应发展形势来谈施政构想，对未来的岗位工作做统筹安排。重点办哪几件实事；解决哪几个主要问题，特别是职工关注的焦点、难点问题，能在多大程度上解决、能解决多少，竞聘者都应该胸有成竹地提出来。

（3）措施方略　竞聘者围绕实现未来的任期目标所提的方法、措施，必须切实可行。让人感到踏踏实实，可以操作。同时，思路要新颖独到，使人感到你有创新、有发展、高人一筹。这样才会有吸引力、号召力。

（4）个人优势　它的内容广泛，包括个人的各种素质、能力、水平。其中常提到的有政治、思想、文化、义务、心理、身体等方面的素质；管理、公关、组织、协调、表达等方面的能力；政策、理论水平；个人资历、工作经验、专业技术等。这方面的内容，要根据设置岗位的实际需要，有选择、有针对性地介绍，或在经历上突出优势，或在素质上突出优势，或在构想上突出优势，或在语言技巧上突出优势等，宜简不宜繁，内容要充实。

3. 结尾要恳切有力　竞聘词的结尾，犹如乐曲结束时的强音，可以动人心魄，因此，也要认真对待，给听众留下更深更好的印象。它可以卒章显志表真诚，也可以发出号召表真心，也可以巧借东风表决心，还可以借景抒情显水平等。当然，也可以随重要事项的说完而结束，不另安一个尾巴。

4. 讲究竞聘技巧　有竞争就有比较，有比较就有等级差距。每个竞聘者都希望自己成为优胜者，打铁还需自身硬，那固然是对的，但是在每个人各有短长的情况下，怎么取胜呢？切记不可贬低别人来抬高自己。总之，竞聘者准备竞聘词，要善于扬己之长，用事实说话。切忌吹牛、海夸、华而不实。

你知道吗

　　竞聘时需要注意的技巧：①要根据岗位工作的需要，善于扬己之长，用事实表明自己比对手更有特长；②根据群众的美好愿望，善于体察民心，用事实表明自己比对手更能满足民众的急切需要；③根据单位现有的条件，善于物尽其用，人尽其才，用比对手略胜一筹的任期目标，提出对手未曾想到的点子，说明自己比对手更有办法。

【例文】

副科长竞聘词

尊敬的各位领导、评委、同志们：

　　你们好！

　　感谢局党委给我提供了这次竞争上岗的机会，首先，我简要地向各位介绍我的经历。我现年××岁，中共党员，大专文化程度，科员，药师专业技术职称。××年在××市药品检验所参加工作，××年随着药品监督管理体制上划在××省市食品药品监督管理局××分局市场监管科工作，于××年担任我们市场监管科执法二组组长。本次拟聘任为分局市场监管科副科长一职。参加本科室副科长这个职位的竞聘，我认为自己具有以下几个方面的有利条件。

　　我的第一个有利条件是……

　　我的第二个有利条件是……

　　我的第三个有利条件是……

　　我的第四个有利条件是……

　　诚然，金无足赤，人无完人，在肯定我的有利条件的同时，本人也非常清醒地认识到自己存在一些不足之处：与领导、大家交心、交流思想不够。有时工作缺乏主动性，谨慎有余。不过我有信心、有诚心，在以后的工作实践中，会在同志们的帮助下不断克服自身的不足，发扬自己的长处优点。我相信，凭着我的政治素质，我的爱岗敬业、脚踏实地的精神，我的工作热情，我的管理经验，我一定能把副科长的工作做好。各位领导、各位评委，请相信我，我绝不会让大家失望，我将是一位合格的副科长，一位科长的得力助手。

　　最后，我决心，如果领导和大家选择我担当本科室副科长，我将十分珍惜这个机会，用心、用情、用良心干好本科室工作。反之，我也将一如既往在以后的岗位上尽心、尽力、尽职。作为这次职务竞聘的积极参与者，我希望在竞争中获得成功。但是，我绝不会回避失败。总之，不论我参加本科室副科长职务竞聘结果如何，我都始终会"老老实实做人，扎扎实实做事"。

　　谢谢大家！

目标检测

一、选择题

1. 求职书信的特点有（　　　）。

　　A. 针对性　　　　　　B. 自荐性　　　　　C. 竞争性　　　　　D. 喜庆性

2. 辞职信的结构包括（　　　）。

　　A. 标题　　　　　　　B. 称谓　　　　　　C. 正文　　　　　　D. 结语

　　E. 署名与日期

3. 个人简历的特点有（　　　）。

　　A. 真实性　　　　　　B. 正面性　　　　　C. 精炼性　　　　　D. 时效性

4. 个人简历的内容包括（　　　）。

　　A. 本人基本情况　　　　　　　　　B. 个人履历

　　C. 学习和工作经历　　　　　　　　D. 求职意向

　　E. 联系方式

5. 撰写竞聘词应注意的问题有（　　　）。

　　A. 实事求是，明确具体　　　　　　B. 调查研究，有的放矢

　　C. 谦虚诚恳，平和礼貌　　　　　　D. 慷慨激昂，汪洋恣肆

二、思考题

1. 求职书信有哪几类？

2. 撰写辞职信的禁忌及要求包括哪些？

3. 个人简历有哪几类？

4. 撰写个人简历中"工作经历"部分应注意的问题有哪些？

5. 竞聘词的写作技巧包括哪些？

书网融合……

　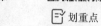　

　　　　微课　　　　　　划重点　　　　　自测题

PPT

▶▶ 第十四章　其他常用应用文书的写作

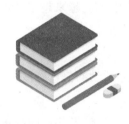

学习目标

知识要求

1. **掌握**　海报、启事、证明信、介绍信和请假条、便条、借条的概念、特点、类别。

2. **熟悉**　撰写海报、启事、证明信、介绍信和请假条、便条、借条的写作基本要求。

3. **了解**　各类启事的不同写法。

能力要求

1. 能够熟练掌握海报、启事、证明信、介绍信和请假条、便条、借条的撰写要求。

2. 学会运用海报宣传相关事项；根据不同的目的选取合适的启事类型公开陈述事情，并达成请求援助、支持或协助的目的；恰当地开出证明信或介绍信证明人员身份等；在生活中熟练运用请假条、便条和借条处理相关事务。

实例分析

实例

借　条

李某于 2019 年 4 月 15 日借王先生 10000 元（一万）整，用于购车，借款期限一个月，约定于 2019 年 5 月 15 日前归还，无利息。

借款人：李某
2019 年 4 月 15 日

问题　上述借条有无问题？有哪些问题？

本章介绍的其他常用应用文书主要包括海报、启事、证明信、介绍信和请假条、便条、借条等。

一、海报

（一）海报的概念、特点

1. 海报的概念　海报是在一定范围内向公众报道或介绍有关戏剧、电影、比赛、报告会、展销等消息的一种招贴式应用文。

海报的名称最早出现于上海。那时，人们习惯把职业性的戏剧表演界叫作"海"，而把那些从事职业戏剧表演的人称为"下海"，那些作为演出剧目信息的招贴就被叫作"海报"。

2. 海报的特点 海报具有张贴性、宣传性和灵活性的特点。

海报在某些方面与广告有相似之处，又像是电影、戏剧等宣传画，今天的海报越来越注重美观艺术。海报的特点重在告知和宣传，广告除了宣传外，目的重在营销。虽然两者都很注重创意和设计，但海报较广告更随意。海报可以是设计精美的艺术宣传招贴，还可以写在大小不等的纸上张贴；既可以用质量不错的展板设计制作，也可以用黑板写清楚告知的内容。重要的海报需要通过报刊、电台、电视台等媒体进行宣传。

（二）海报的分类

随着科学技术的发展，很多现代化的手段被应用到海报创作中来。越来越多的海报制作突出了美术创意，形式上也由过去单一的文字招贴走向艺术招贴。

1. 根据内容分类

（1）文艺类海报 告知电影、戏剧、文艺演出和大型公众综艺活动的信息海报。

（2）体育类海报 介绍体育赛事和活动的海报。

（3）报告类海报 告知举办各种讲座，学术报告、英模报告，政治形势、国际形势报告等内容的海报。

（4）展销类海报 告知各种展览活动的海报。比如商品展销、科普展览等。

2. 根据形式分类 可以分为文字海报和美术海报两种。

（三）海报的结构、内容和写法

海报的告知性和宣传性，以及海报文体的特殊形式，决定了海报的整体创意必须在一瞬间留给人们强烈的印象。让读者能在最短时间内了解海报的全部内容，要求海报既重宣传又重美感。

海报写作的内容和结构基本包括标题、正文、结尾三部分，以及整体创意和美术设计。海报的美术设计，要形式灵活多样，讲究新颖独特。

1. 标题 相当关键，这是海报的主题和内容的焦点。主要有两种形式。

（1）直接采用"海报"二字作标题。

（2）根据活动内容拟定标题，适当使用修辞手法以突出海报的效果，比如"奇异的世界——海洋生物展览"。

标题必须醒目、简洁、新颖。设计时要在字体的大小、颜色和形式上下功夫。

2. 正文 因海报的种类不同而不同。可以有两项内容。

（1）必备内容 海报必须明确活动名称种类（电影、报告、比赛等），并简要交代活动具体情况。比如，比赛的是什么球队、演出的是什么剧种、报告会的内容和报告人、展览的主题和内容等。

（2）辅助内容 主要交代举行活动的时间、地点、票价等。时间、地点要写得明白具体、准确清楚，切忌只写出大概范围。比如，报告会只写某日而不写具体时间；

地点只写大概位置而不写准确地点。必要时海报还要标出乘车路线。票价也要明确标出。有的海报还有一些说明性文字。

海报正文部分的文字，可根据版面的大小设计格式和字体和文字位置。以清晰、美观为标准。

3. 结尾　海报可以有结语，可在正文之后另起一行书写"欢迎参加""机不可失"等，也可没有。结语之后另起一行靠右下角写落款部分：举办单位名称；在名称下面一行右下角书写海报的张贴日期。

整体创意与美术设计在海报这种招贴式的应用文中越来越受到重视。比如电影海报，它就像影片的"名片"，它以影片最精彩的镜头，配以最美的广告语言加以推介，同时具有艺术性和文化特征。电影海报作为电影的一种衍生品，必将带给人们更多的经典回味。欣赏海报就是欣赏艺术品，海报浓缩了电影的精华。电影是流动艺术，而电影海报是凝固艺术，一幅海报往往浓缩了一部电影的精华。两者互相补充，带给观众完整的艺术体验。

在医药行业，海报也经常被广泛应用在各种场合，比如医院里的学术交流海报、讲座海报、会议海报等，药店更是经常会用各种各样的海报来促进销售。

【例文】

医院学术交流海报　　　　　　　　　药店销售海报

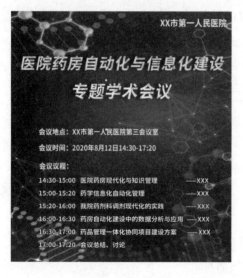 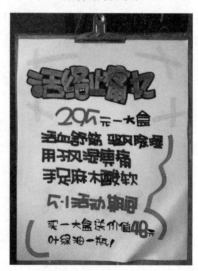

二、启事 🅔 微课

（一）启事的概念、特点

1. 启事的概念　"启"即告知、陈述的意思；"事"即事情。启事就是公开地陈述事情。启事是单位或个人，需要向大众公开说明或请求援助、支持或协助办理、参与的有关事宜，用简洁的文字公之于众的一种应用文。

2. 启事的特点

（1）公开性　通过传媒向社会发布，也可张贴在公共场所，无保密性。

（2）单一性　一则启事只说一件事，不掺杂其他的内容，便于公众迅速了解和记忆。

（3）期望性　启事不是行政公文，对公众没有行政约束力，只能期望得到人们的了解、支持和协助，不能强制读者承担相应责任和义务。

（二）启事的分类

启事的种类有很多，根据内容划分，启事大致可以分为12类：找寻启事、招领启事、征集启事、招聘启事、开业启事、迁址启事、庆典启事、遗失及作废启事、征婚启事、征订启事、致歉启事、更正启事。

（三）启事的结构、内容和写法

启事由标题、正文和落款三部分组成。

1. 标题　通常在标题中写出事由，如"开业启事""招领启事"。有的启事前冠单位名称，如"××公司招聘技术员启事"。若事项重要或紧急，可加"重要"或"紧急"字样，如"××公司紧急启事"等。

2. 正文　用明晰、简练的语言说清楚启事的目的、原因、具体事项、要求、联系方式或联系人等。内容较多时，可分条列项写。

启事的写作目的不同，正文内容也有所不同。

（1）找寻启事的写法　应写明找寻对象的特征，遗失的时间、地点、原因以及如何酬谢等。

【例文】

寻物启事

本人不慎于2020年8月5日上午10时左右，在市第一医院门诊楼外人行道上遗失棕色公文包一只，内有身份证、驾驶证、工作证等证件以及用档案袋装着的药品进货单若干。拾到者请拨打手机×××与本人联系。面谢。

××× 公司　黄 ×

2020 年 8 月 5 日

（2）开业启事的写法　一般写明企业性质、宗旨、经营范围及地址、电话等。有的还写上负责人的姓名，也有的另列祝贺单位名称。

【例文】

××药店开业启事

本药店装饰工程已顺利完工，定于×月×日正式开业，开业一个月期间所有药品8折优惠，欢迎广大顾客前来选购。

×× 药店

×× 年 × 月 ×× 日

（3）搬迁启事的写法　一般要写明搬迁原因、迁移日期、新址、电话以及方便联系的有关事项。

【例文】

××市医院部分科室搬迁启事

为发挥学科优势，整合医疗资源，优化诊疗环境，提升服务水平，向市民提供更加便捷、温馨、优质、高效的服务：××市人民医院血管外科将于 11 月 15 日整体搬迁至北城新区医院 3 号楼 13 楼，门诊将于 11 月 18 日由总院搬迁至新区医院，届时总院不再保留门诊。

南医疗区全科医学科将于 11 月 14 日搬迁至北城新区医院 5 号楼 14 楼，门诊将于 11 月 18 日由南医疗区搬迁至新区医院，届时南医疗区不再保留门诊。

市民可以通过医院官微、自助机、健康 APP、预约电话×××等途径进行预约挂号。

北城新区医院地址：××路与××路交会处。

血管外科电话：×××

全科医学科电话：×××

公交路线：××路、××路到××市人民医院北城新区医院下车。

××市人民医院

××年×月××日

（4）招聘启事的写法　写明招聘人员的职别和工种、应具备的条件、报名事项、考场及录用办法，有的还需说明待遇。

【例文】

××医院护士招聘启事

我院因业务发展需要招聘一批护士，现将有关事项公布如下：

一、招聘范围

面向社会公开招聘。

二、招聘岗位

护士 20 名。

三、招聘条件

1. 全日制大专及以上学历，护理专业各届毕业生。

2. 持有护士执业资格证或通过护士执业资格考试成绩证明。

3. 年龄 30 周岁及以下，身高 155cm 及以上。

4. 有二级甲等及以上医院工作经验者优先录用。

5. 热爱医疗卫生事业，思想品德好，责任心强，身心健康，能胜任护理岗位工作。

四、用工形式

合同员工。

五、待遇

面议。

六、报名方式

1. 现场报名：将个人简历及相关证书复印件一份提交到我院人事科（住院大楼的正后方办公楼 4 楼）。

2. 邮寄简历报名：请把个人简历及相关证书复印件邮寄至我院人事科。地址：××市××区××街××路 1 号。××市××区人民医院人事科，××老师或××老师收。邮编：××××××

七、报名截止日期

××年 11 月 4 日。

八、招聘程序

1. 资格审查（身高测量等）。

2. 护理专业知识考核及技能操作考核。

3. 统一面试。

4. 体检（通过考核者，医院组织统一体检）。

5. 签订用工协议。

联系人：××老师、××老师。

咨询电话：×××

××市××区人民医院

××年×月××日

（5）征集启事的写法　一般要说明征集目的、有关背景、征集要求、奖励办法及截稿日期，联系人及联系方式，以及其他有关事项。

【例文】

《××医药》征稿启事

《××医药》是××市卫生局主管、原由××市卫生系统学会办公室，现由市医学会办公室出版的医药卫生期刊，创办于 1980 年，为满足我市医务工作人员内部经验交流的需要，为我市广大医务工作者提供一个理论研究和临床实践成果的内部交流平台。现将常年征稿的有关事项通知如下：

一、征文内容

凡是与医学有关的论著、应用研究、医院管理、个案报告、实验研究、译文、护理技术、卫生动态、预防保健、调查报告、综述、中医药研究等均可投稿。

二、征文要求

1. 来稿需经所在单位审核并盖公章。

2. 需附有摘要和关键词。

3. 文稿原件请邮寄或直接交我会办公室。

4. 稿件电子版需发至×××，注明××医药投稿。

三、收费标准

我会会员收取审稿费 150 元，版面费 50 元，经评审不录用的文章可退回版面费。

非我会会员加倍收费。

四、出版时间

根据实际情况一年出版一到两期。

欢迎我市广大医务工作人员踊跃投稿。

五、联系地址

××区××大道××号市第一人民医院 2 号楼 C 区五楼，联系人：×××、×××，电话：×××。

××年×月××日

3. 落款　写明启事单位名称或个人姓名及日期。如果标题或正文中已写明单位名称，此处可略。

以单位名义张贴的启事，一般应加盖公章。根据需要可写明联系人、联系方式、电子邮箱等。

（四）撰写启事应注意的问题

1. 标题揭示事由　在标题中显示事由，便于公众一目了然。

2. 内容要真实　启事内容不能弄虚作假，以免造成信任危机，扭曲在公众中的形象。

3. 文字应简明　启事的文字应该让人一看就懂，利于读者着手办理。

4. 措辞讲究礼貌　注意适当运用一些表示欢迎、希冀、感谢之类的措辞。

你知道吗

找寻启事中寻物启事和招领启事在内容编写上是有区别的。

寻物启事：失主在丢失物品后拟写的。

招领启事：拾到者拾到物品后拟写的。

寻物启事要详细写，对失物应尽可能地描述清楚，让别人知道那是你的物品，以便人家返还。

招领启事要简略写，对东西的描述不能太详细，以防冒领，但也不能太笼统。

三、证明信与介绍信

（一）证明信

1. 证明信的概念　证明信是国家机关、社会团体、企事业单位为证明有关人员的身份、经历及其与某事件关系而出具的函件。有的是主动发往对方的，有的是对对方来函询问的答复，有的是用于差旅事项的证明，有的是用于证明事实材料真实性的。

2. 证明信的分类

（1）用于差旅事项的证明　以单位名义出具，内容比较简单，无非是向所经之地有关单位证明持信人的身份、工作任务（不宜详写），希望对方给予哪方面的协助等。

（2）用于证明事实材料真实性的证明　一般是作为凭据材料使用的，写作时应严肃对待，做到客观、真实、明确，不得弄虚作假。

3. 证明信的结构、内容和写法　证明信由文种名称、受信单位名称、正文、落款、盖印等项目内容组成，与介绍信相比较，不需要写有效期间，但应当填写存根备查。

【例文】

证明信

××（单位）：

　　李××，男，×市×县人，×年×月出生，身份证号：××系我院×级×班×专业学生。

　　特此证明。

××学院
××年×月×日

（二）介绍信

1. 介绍信的概念　介绍信是国家机关、社会团体、企事业单位派员到其他单位联系工作、了解情况或参加有关活动时，由派出人员随身携带的专用函件。

2. 介绍信的分类　按印制好的格式填写的以及用单位公用信笺撰写的这两类介绍信都就包括文种名称、信函编号、受信单位名称、正文、发信单位名称、填写日期并加盖公章、有效期限等项目内容。·

3. 介绍信的结构、内容和写法

（1）被介绍人的姓名、身份、人数，如果要联系、商洽的是有关组织人事或涉密事项，还必须写明其政治面貌、职务等。

（2）简要定明接洽联系的事项和要求。

【例文】

介绍信

××医院××主任：

　　兹介绍我校×××等 3 位老师前往你处联系有关学生毕业实习事宜，请与接洽为盼。

××学院
××年×月×日

介绍信的有效期限写在正文左下文，用汉字注明。

四、请假条、便条与借条

（一）请假条

1. 请假条的概念　请假条是请求领导或老师等准假不参加某项工作、学习、活动等的文书。

2. 请假条的分类 根据请假的原因，一般分为请病假和请事假两种。

3. 请假条的结构、内容和写法

（1）首行居中写"请假条"三字。

（2）第二行顶格写请假对象的称呼，注意要用尊称。

（3）正文中要写明请假缘由，要实事求是。

（4）正文中还要写明请假起止时间，必须重点提出并非常明确。

（5）正文结尾要写祝颂语。表示对对方的尊敬。

（6）落款请假人签名。只需要签字即可。

（7）落款最后提出请假的时间，即写请假条的时间。

【例文】

请假条

张老师：

我今天因感冒发烧不能到校上课，想请假一天，请予批准。

请假人：李×

2018 年 6 月 11 日

（二）便条

1. 便条的概念 日常生活中，我们有什么事情要告诉另一方，或委托他人办什么事，在不面谈的情况下书写的一种条据，是一种简单的书信，内容简单；大多是临时性的询问、留言、通知、要求、请示等，往往只用一两句话。便条都不邮寄，一般不用信封，多系托人转交或临时放置在特定的位置，有的时候甚至写在公共场所的留言板或留言簿上。

2. 便条的结构、内容和写法 便条具有一般书信的特征，要求简明扼要地交代清楚写给谁、什么事、谁写的、何时写的。一般采用第一人称写法。

（1）看条人的姓名（顶格写）后加冒号。

（2）换一行开头空两格写什么事情或要写的内容。

（3）在右下角写上写条人的姓名及日期。

> **请你想一想**
>
> 写作便条时有哪些注意事项？

【例文】

便 条

爸爸：

我今天有事要去姑姑家，晚上 8 点前会回家。

小刚

2020 年 5 月 20 日

（三）借条及借款协议

1. 借条的概念 借条是表明债权债务关系的书面凭证，一般由债务人书写并签章，表明债务人已经欠下债权人借条注明金额的债务。

借个人或公家的现金或物品时写给对方的条子就是借条。钱物归还后，打条人收回借条，即作废或撕毁。借条是一种凭证性文书。

2. 借条的结构、内容和写法 包括债权人姓名、借款金额（本外币）或所借物品（品牌、型号、数量、价值等）、利息计算、还款还物时间、违约（延迟偿还）罚金、纠纷处理方式，以及债务人姓名、借款日期等要件。只要具备债权人姓名、借款金额、债务人姓名及借款日期（尽管是后来添上的），符合借条的主要要件，就具有法律效力。一旦产生争议，可以作为证据向人民法院主张债权，人民法院也会采信。

3. 撰写借条应注意的问题

（1）书写载体要规范，应找一张质量比较好比较厚、便于保管特别是完整的纸张来书写。现实中有这样的案例，原告持一半张纸写的借条起诉，而被告称已还了多少钱，原告在纸的下半部分注明了，结果发生纠纷。

（2）应写清楚出借款人、币种、借款金额（金额应写大小写，且要一致，以防产生纠纷）、所借物品（品牌、型号、数量、价值等）、用途（不能用于非法活动，如明知对方借钱用于非法活动还借其钱款，则这种债权不受法律保护）、利息（一次性利息、年息、月息、日息）、利率（和利息不一样，一般×%利率为年息，×‰利率为月息，约定的利率在银行同期贷款利率的 4 倍以内受法律保护，超过部分法律不保护）、还款时间（影响诉讼时效的起算时间）、借款人（出借款人和借款人的姓名要和本人居民身份证上的姓名一样）、借款时间（农历还是阳历）。如有证明人或担保人，要让他们签上名，但要写明是证明人还是担保人，以免发生纠纷。

（3）借条写好后最好复印一份，原件和复印件分开保管。

（4）还钱的过程也要小心，最好要有其他人在场。出借人在把借条给借款人时要确保能取回借款，以防借款人骗取借条把借条撕毁后却不还钱。借款人还了款要把借条原件取回，不能只取回复印件。借条要烧掉，以防借款人还钱后因没取回借条原件，出借人持借条原件起诉，或持撕烂后又粘贴好的借条起诉。

借款金额较大时，最好签订一份借款协议，把双方的权利义务约定清楚。这时已不再是借条。

（5）注意借条和欠条的区别，广义上欠条包括借条，借条是单纯的借款，而欠条可以是买卖、赔偿、不当得利等原因而产生，两者诉讼时效的计算也不一样。

你知道吗

在民间借贷中，借据是债权的重要凭证，因此，在借款给他人时，应要求对方出具规范、无涂改的借条，并附上联系方式和身份证号码等信息。给付对方借款时，尽量通过银行转账的方式进行，并保留好转账凭证。出具借条时还有很多具体的注意事项。

1. 明确区分借条和欠条。不要贪图简单方便就让借款人出具一份欠条，欠条只能表明当事人之间存在债权债务关系，债权债务关系有多种，如拖欠劳务费、货款、赔偿款、房租等，都可以以欠条形式出现，因此，欠条本身无法直接对应借贷关系，会增加诉讼风险。

2. 借条尽量简洁明了，不要用模棱两可的语言。比如"陈某借刘某十万元"。这样的语言无法明确是谁向谁借钱，应当用"向某某借""借给"而不是"借"，要有明确方向性。

3. 借款人要谨慎书写借条，特别是在尚未收到借款以及没有借贷事实的情况下轻易书写借条，将可能承担没有得到借款但需要偿还借款的风险。

4. 借条以借款人手写为佳，书写要规范：借款发生的日期一定要写清楚，最好精确到日；借款金额要同时用阿拉伯数字和中文大写，并写清币种。

5. 借条本身必须是一张完整的纸，不能是撕过或裁剪过的纸张。借条的完整性非常重要，可以防止借款人以借条不具有完整性作为抗辩，因为法院并不了解撕去的部分是否有其他意思表示，而民事诉讼中，本着谁主张谁举证的原则，如果你作为原告，主张撕去的是空白无用的废纸，你需要自己举证，如果举证不能就要承担败诉的结果。

6. 在还款时，要及时让对方出具收条，并保存好还款凭证，当借款全部还清时，要及时收回借条。

【例文】

借　条

甲方×××（身份证号：××）于某年某月某日向医院后勤科借摄像机壹台（三星××型号），用于外科手术跟踪拍摄。约定于某年某月某日归还，如有损坏，按物品所购金额赔偿。

甲方签字：

×年×月×日

【例文】

借　条

甲方×××（身份证号：××）今向乙方×××（身份证号：××）借人民币××元（大写），用于扩大经营。

借款期限为：××年，从××年××月××日到××年××月××日。

借款利息为：××。

借款人签名：

×年×月×日

目标检测

一、选择题

1. 根据内容的不同，海报可以分为 （　　）。

　　A. 文艺类海报　　　　B. 体育类海报　　　C. 报告类海报　　　D. 展销类海报

2. 海报的特点有 （　　）。

　　A. 张贴性　　　　　　B. 宣传性　　　　　　C. 灵活性

3. 启事的特点有 （　　）。

　　A. 公开性　　　　　　B. 单一性　　　　　　C. 期望性

4. 撰写启事应注意的问题有 （　　）。

　　A. 标题揭示事由　　　B. 内容要真实　　　　C. 文字应简明　　　D. 措辞讲究礼貌

5. 启事的结构包括 （　　）。

　　A. 标题　　　　　　　B. 正文　　　　　　　C. 落款

二、思考题

1. 海报的名称由来是什么？

2. 海报写作的内容和结构基本包括哪些？

3. 寻物启事与招领启事在内容上最大的区别是什么？

4. 证明信的用途有哪些？

5. 借条的基本内容包括哪些？

书网融合……

　　　　e 微课　　　　　　　划重点　　　　　　　自测题

PPT

第十五章 药品说明书的写作

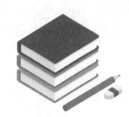

学习目标

知识要求

1. **掌握** 药品说明书的书写格式和具体内容。
2. **熟悉** 药品说明书的作用。
3. **了解** 药品说明书的结构。

能力要求

1. 能够熟练掌握药品说明书的撰写格式和要求。
2. 学会撰写药品说明书；在生活中熟练运用药品说明书解决相关事务。

实例分析

实例1 1997年，某药厂擅自删减了卡马西平说明书中不良反应的部分内容，结果患者服药后出现严重皮肤斑疹，经抢救脱离危险。患者状告厂家擅自删减药品说明书中的重要内容，造成患者服药后身体严重损害，厂家赔偿患者5.5万元。这是我国首例患者状告药厂的案例。

实例2 一患儿，因患混合血管瘤在吉林某三甲医院就诊，予放射性药品磷（32P）酸钠的胶体核素贴敷及介入治疗。之后因尿色加深、黄疸，病情加重，最后诊断为重度小叶性肝炎伴早期再生反应，考虑可能为药物（化学物）性肝损害，患儿家属状告医院。法院判决医方承担70%的赔偿责任，金额达43.8万元，主要原因是医方超说明书用药。在药品说明书中有明确"儿童禁用"告知的情况下，虽然在治疗前已签署患者家属知情同意书，但由于缺乏替代治疗方案的相关记载，院方在告知方面仍存在不足。

问题 通过以上两个实例你怎样看待药品说明书的重要性？

一、药品说明书的概念

药品说明书是载明药品的重要信息的法定文件，是选用药品的法定指南。新药审批后的说明书，不得自行修改。

二、药品说明书的作用

（1）根据《药品管理法》第五十四条规定，药品必须附有说明书。根据《药品说明书和标签管理规定》第九条规定，药品说明书的基本作用是指导安全、合理使用药品。

（2）考察我国药品管理相关法律，可以发现药品说明书有着更加广泛而重要的法律意义，药品说明书可以作为药品管理领域一系列法律事实的认定依据，包括判定假药劣药、缺陷药品、虚假药品广告和药品召回对象的认定依据。

（3）药品说明书是药品情况说明的重要来源之一，也是医师、药师、护师和患者治疗用药时的科学依据，还是药品生产、供应部门向医药卫生人员和人民群众宣传介绍药品特性、指导合理、安全用药和普及医药知识的主要媒介。

医师、护士等应根据说明书内容综合考虑患者病情给予服药指导。同时不鼓励患者自行治疗，当患者自行服药治疗时，应选择对应病症的药物，并严格遵照说明书的用法及用量服药，以不超过最大用量为原则。

三、药品说明书的结构、内容和写法 🅔 微课

药品说明书应包括药品的品名、规格、生产企业、药品批准文号、产品批号、有效期、主要成分、适应证或功能主治、用法、用量、禁忌、不良反应和注意事项，中药制剂说明书还应包括主要药味（成分）性状、药理作用、贮藏等。药品说明书能提供用药信息，是医务人员、患者了解药品的重要途径。说明书的规范程度与医疗质量密切相关。

（一）药品名称

我国规定药品名称应当采用国家统一颁布或规范的专用词汇。药品有"通用名""商品名""化学名""英文名""汉语拼音"等。"通用名""化学名""英文名"是世界通用的药名，国家药监管理部门规定不用"商品名"，最好用"通用名"。

（二）批准文号

批准文号是药品生产合法的标志。如国药准字 H××××××号，"H"代表化学药品，"Z"代表中药，"B"代表保健品，"S"代表生物制品，"J"代表进口药品等，没有批准文号的是伪劣药品，千万不要买。

（三）主要成分

说明药品是由什么原材料构成的、原材料的化学名称是什么以及注意事项。

（四）缓释、控释

这两者通称为"长效制剂"，但两者是有区别的。

1. 缓释　通过适当的方法，使药物在体内缓慢地释放、吸收、分布和排泄，以达到延缓药物在体内作用时间的目的。如治疗高血压的硝苯地平缓释片，即一天两次，最好是每 12 小时给药一次。

2. 控释　特点是通过控释衣膜，并"等速""定时""定量"地"释放"，使药物在血液中维持较恒定的浓度，如硝苯地平控释片等，一天一次。但应注意的是，长效药一定不能掰开服用。

（五）生产日期

生产日期是指某种药品完成所有生产工艺的日期。用数字来表示，前四位代表生

产年份，中间两位代表月，后两位代表日，如 20200605 即 2020 年 6 月 5 日生产的。生产日期与有效期是挂钩的，如以上药品的有效期是三年，即该药品只能用到 2023 年 6 月 4 日，过期则失效，失效的药品，一定不能再用。

（六）药品批号

生产单位在药品生产过程中，将同一次投料、同一次生产工艺所生产的药品，用同一个批号来表示。批号表示生产日期和批次，如 202008052 即 2020 年 8 月 5 日第二批生产的，这样也便于药检部门的抽验。建议大家应在医师指导下购药，特别是抗生素类及处方药，一定不能随意选购。

（七）药品分类

药品分类管理是根据药品安全有效，使用方便的原则，依其品种、规格、适应证及给药途径不同，对药分别按处方药和"OTC"（非处方药）进行管理。这种分类有着严格的法规、管理制度并实施监督管理。

1. 处方药 国家药品监督管理部门将药理作用大、治疗较重病症、容易产生不良反应的各类药品规定为处方药，患者只能在医生的指导下方可使用。处方药是医生治疗病患时在临床上用药的主体。所以开此类药的医生必须有医师执业资质，而患者必须在医生的监护指导下购买、使用。

2. 非处方药 为方便消费者自我保健，适用于快速、有效地缓解轻微病症的药品，不需要请医生来开处方，可以自行判断、选择购买和使用。非处方药主要包括感冒药、止咳药、镇痛药、助消化药、抗胃酸药、维生素类、驱虫药、滋补药、通便药、外用药、避孕药、护肤药等。被列入非处方药的药物，一般都经过较长时间的全面考察，具有如下诸多优点：疗效确切，毒副作用小，使用方便，便于贮存等。

（八）药物慎用

应用药品时要谨慎，但不是绝对不能应用。小儿、老人、孕妇及心、肝、肾功能不全者，往往被列入"慎用"范围，所以在用药时要注意观察有无不良反应，一旦发现问题，必须立即停药。

（九）药物禁用

即禁止使用。凡属禁用的药品，一定要严格执行药品说明的规定，禁止特定人群使用。如吗啡能抑制呼吸中枢，支气管哮喘和肺心病患者应禁用，否则会对人体构成严重危害，甚至危及生命。

（十）药物忌用

即避免使用。有些药物会给患者带来不良后果，如氨基糖苷类对神经系统和肾脏有一定毒性作用，故患耳鸣疾病及肾功能障碍者应忌用。属于忌用范围的，一般应尽量避免使用。

（十一）或遵医嘱

药品说明书在"用法与用量"后，常用"或遵医嘱"字样。一是因为说明书上的剂量是常用剂量，但由于患者病情、体质及对药物的敏感程度不同，用量也就不同，医生可根据具体情况具体处理；二是因为药物作用的性质与剂量有关，剂量不同，作用也就不同，如阿司匹林是常用的退热药，退热剂量一般为 0.3 ~ 0.6g，一日三次；但用于预防缺血性中风时，就必须减少用量，一般 25mg，临睡前服一次即可发挥作用。

> **请你想一想**
> 药品说明书怎样写才能更规范，使医师、药师、护师和患者治疗用药时得到有效利用，避免产生纠纷和麻烦？

（十二）有效日期

每个药品都会标注有效期，一般是 12 个月、24 个月等，但也要看具体药品。

你知道吗

不同的药物有不同的服用要求，如有的要求饭前服用，有的要求饭后服用，还有的要求睡前服用，一定要特别注意。

【例文】

头孢拉定片药品使用说明书

【产品名称】头孢拉定片

【英文名称】CEFRADINE TABLETS

【产品分类】药品/化学药品/抗微生物药物

【用途分类】呼吸系统类/上呼吸道感染

【主要成分】头孢拉定

【剂　　型】片剂

【亚 剂 型】薄膜衣片

【用　　途】适用于敏感菌所致的急性咽炎、扁桃体炎、中耳炎、支气管炎和肺炎等呼吸道感染，泌尿生殖道感染，及皮肤软组织感染等。

【用法用量】口服成人常用量：一次 0.25 ~ 0.5g，每 6 小时 1 次，感染较严重者一次可增至 1g，但一日总量不超过 4g。儿童常用量：按体重一次 6.25 ~ 12.5mg/kg，每 6 小时 1 次。

产品说明：

【性　　状】本品为薄膜衣片，除去包衣后显类白色或微黄色。

【药理毒理】本品为第一代头孢菌素，对不产青霉素酶和产青霉素酶金黄色葡萄球菌、凝固酶阴性葡萄球菌、A 组溶血性链球菌、肺炎链球菌和草绿色链球菌等革兰阳性球菌的部分菌株具良好抗菌作用。厌氧革兰阳性菌对本品多敏感，脆弱拟杆菌对本品呈现耐药。耐甲氧西林葡萄球菌属、肠球菌属对本品耐药。本品对革兰阳性菌与革兰阴性菌的作用与头孢氨苄相似。本品对淋病奈瑟菌有一定作用，对产酶淋病奈瑟菌也具活性；对流感嗜血杆菌的活性较差。作用机制与其他头孢菌素相同，为抑制细菌细胞壁的合成。

【药代动力学】本品口服后吸收迅速，空腹口服 0.5g，$11 \sim 18mg/L$ 的血药峰浓度（Cmax）于给药后 1 小时到达，血消除半衰期（t1/2β）为 1 小时。本品在组织体液中分布良好。肝组织中的浓度与血清浓度相等。在心肌、子宫、肺、前列腺和骨组织中皆可获有效浓度。脑组织中药物浓度仅为同期血药浓度的 $5\% \sim 10\%$，脑脊液中浓度更低。本品可透过血-胎盘屏障进入胎儿血循环，少量经乳汁排出。血清蛋白结合率为 $6\% \sim 10\%$。口服 0.5g 后 6 小时累积排出给药量的 90% 以上。少量本品可自胆汁排泄，后者的浓度可为血清浓度的 4 倍。本品在体内很少代谢，能为血液透析和腹膜透析清除。丙磺舒可减少本品经肾排泄。

【不良反应】本品不良反应较轻，发生率也较低，约6%。恶心、呕吐、腹泻、上腹部不适等胃肠道反应较为常见。药疹发生率 $1\% \sim 3\%$，假膜性肠炎、嗜酸性粒细胞增多、直接 Coombs 试验阳性反应、周围血象白细胞及中性粒细胞减少、头晕、胸闷、念珠菌阴道炎及过敏反应等见于个别患者。少数患者可出现暂时性血尿素氮升高，血清氨基转移酶、血清碱性磷酸酶一过性升高。

【禁　忌　证】对本品及其他头孢菌素类过敏者禁用。

【注意事项】

……

【孕妇及哺乳期妇女用药】因本品可透过血-胎盘屏障进入胎儿血循环，孕妇用药需有确切适应证。本品也少量可进入乳汁，虽至今尚无哺乳期妇女应用头孢菌素类发生问题的报告，但仍必须权衡利弊后应用。

【老年患者用药】老年患者常伴有肾功能减退，应适当减少剂量或延长给药间期。

【药物相互作用】

1. 头孢菌类可延缓苯妥英钠在肾小管的排泄。

2. 保泰松与头孢菌素类抗生素合用可增加肾毒性。

3. 与强利尿药合用，可增加肾毒性。

4. 与美西林联合应用，对大肠埃希菌、沙门菌属等革兰阴性杆菌具协同作用。

5. 丙磺舒可延迟本品肾排泄。

【药物过量】应及时停药并予对症、支持治疗，可通过血液透析和腹膜透析清除头孢拉定。

【贮　　藏】密封，在凉暗处保存。

你知道吗

药品说明书的文字表述应当科学、规范、准确，遵循国家统一的医学术语规范，除此之外，还应使用易于理解的话语。

【例文】

黄连上清丸说明书

【药品名称】黄连上清丸

【通用名称】黄连上清丸

【汉语拼音】Huanglian Shangqing Wan

【成　　分】黄连、栀子（姜制）、连翘、炒蔓荆子、防风、荆芥穗、白芷、黄芩、菊花、薄荷、酒大黄、黄檗（酒炒）、桔梗、川芎、石膏、旋覆花、甘草。

【性　　状】本品为暗黄色至黄褐色的水丸；气芳香、味苦。

【功能主治】散风清热，泻火止痛。用于风热上攻、肺胃热盛所致的头晕目眩、牙齿疼痛、口舌生疮、咽喉肿痛、耳痛耳鸣、大便秘结、小便短赤。

【规　　格】每袋装6克

【用法用量】口服。1次3~6克，1日2次。

【不良反应】尚不明确。

【禁　　忌】脾胃虚寒者禁用。

【注意事项】

1. 忌烟、酒及辛辣食物。

2. 不宜在服药期间同时服用滋补性中药。

3. 有高血压、心脏病、肝病、糖尿病、肾病等慢性病严重者应在医师指导下服用。

4. 服药后大便次数增多且不成形者，应酌情减量。

5. 孕妇慎用，儿童、哺乳期妇女、年老体弱者应在医师指导下服用。

6. 严格按照用法用量服用，本品不宜长期服用。

7. 服药3天症状无缓解，应去医院就诊。

8. 对本品过敏者禁用，过敏体质者慎用。

9. 本品性状发生改变时禁止使用。

10. 儿童必须在成人监护下使用。

11. 请将本品放在儿童不能接触的地方。

12. 如正在使用其他药品，使用本品前请咨询医师或药师。

【药物相互作用】与其他药物同时使用可能会发生药物相互作用，详情请咨询医师或药师。

【贮　　藏】密封。

【包　　装】复合膜，8×6克/袋/盒。

【有 效 期】36个月。

【执行标准】《中国药典》2015年版一部

【批准文号】国药准字 Z61021376

【生产企业】××中药有限公司

请你想一想

中药说明书有关"注意事项"的内容包括哪些？

目标检测

一、选择题

1. 关于药品说明书，下列表述正确的是（　　）。

A. 是载明药品的重要信息的法定文件

B. 是选用药品的法定指南

C. 新药审批后的说明书，不得自行修改

D. 药品必须有说明书

2. 药品说明书的作用有（　　）。

A. 可以指导安全、合理使用药品

B. 可以作为药品管理领域一系列法律事实的认定依据

C. 可以作为药品生产、供应部门向医药卫生人员和人民群众宣传介绍药品特性、指导合理、安全用药和普及医药知识的主要媒介

D. 判定假药劣药、缺陷药品、虚假药品广告和药品召回对象的认定依据

3. 世界通用的药品名称包括（　　）。

A. 通用名　　　　　B. 商品名　　　　　C. 化学名　　　　　D. 英文名

4. 关于药品说明书，下列表述正确的是（　　）。

A. 药物慎用指应用药品时要谨慎，但不是绝对不能应用，在用药时要注意观察有无不良反应，一旦发现问题，必须立即停药

B. 凡属禁用的药品，一定要严格执行药品说明的规定，在撰写药品说明书时，禁止特定人群使用一定要写清楚

C. 处方药必须在有医师执业资质的医生的指导下购买使用

D. 药物忌用即避免使用。有些药物会给患者带来不良后果，一般应尽量避免使用

5. 药品说明书的内容应包括药品的（　　）。

A. 品名、规格、生产企业、药品批准文号

B. 产品批号、有效期主要成分、适应证或功能主治

C. 用法、用量、禁忌、不良反应和注意事项

D. 主要药味成分性状、药理作用、贮藏等

6. 批准文号是药品生产合法的标志，下列说法正确的是（　　）。

A. 化学药品用"H"代表　　　　　B. 中药用"Z"代表

C. 保健品用"B"代表　　　　　　D. 生物制品用"J"代表

E. 进口药品用"S"代表

7. 药品分类管理根据药品安全有效，使用方便的原则，依其品种、规格、适应证及给药途径不同分成（　　）进行管理。

　　A. 处方药　　　　　B. 中药　　　　　C. 非处方药　　　　　D. OTC

8. 关于药物慎用、禁用、忌用，说法正确的是（　　）。

　　A. 药物慎用、禁用、忌用都可以少剂量用

　　B. 药物禁用即禁止使用，凡属禁用的药品，一定要严格执行药品说明的规定，禁止特定人群使用

　　C. 有些药物会给患者带来不良后果，药物忌用即避免使用

　　D. 应用药品时要谨慎，但不是绝对不能应用

二、思考题

1. 药品说明书写作的内容和结构基本包括哪些？

2. 药品说明书在"用法与用量"已明确的情况下，后面还常用"或遵医嘱"字样是为什么？

书网融合……

微课

划重点

自测题

参考答案

第一章

1. AC 2. ABCDE 3. ABCDE 4. ABCD 5. ABD 6. ABCDE 7. ABCD

第二章

1. ABCD 2. A 3. A

第三章

1. ABC 2. ABCD 3. ABC 4. ABE 5. ABC

第四章

1. ABCD 2. AB 3. AB 4. ABCDE 5. ABCD 6. ABCD 7. ABC

第五章

1. ABCDE 2. ABCD 3. ABCD 4. ABCD 5. ABC

第六章

1. AB 2. ABC 3. ABC 4. ABC 5. ABC

第七章

1. ABCD 2. CD 3. ABCD 4. BC 5. ABC 6. ABCD 7. AB

第八章

1. ABC 2. ABC 3. AB 4. ABC

第九章

1. ABCD 2. ABC 3. ABC

第十章

1. ABC 2. BC 3. BCD 4. ABCD 5. ABCD 6. ABCD 7. ABC

第十一章

1. ABC 2. ABCD 3. BCD 4. ABD 5. ABC

第十二章

1. ABC 2. ABC 3. ABCD 4. ABC 5. ABCDE

第十三章

1. ABC 2. ABCE 3. ABC 4. ABCDE 5. ABC

第十四章

1. ABCD 2. ABC 3. ABC 4. ABCD 5. ABC

第十五章

1. ABCD 2. ABCD 3. ACD 4. ABCD 5. ABCD 6. ABC 7. ACD 8. BCD

参考文献

[1] 徐中玉. 应用文写作 [M]. 北京：高等教育出版社，2001.

[2] 阮田保. 医药工作应用文 [M]. 北京：科学出版社，2009.

[3] 蓝慧敏. 医药应用文读写 [M]. 北京：中国医药科技出版社，2011.

[4] 李振辉. 应用文写作实训教程 [M]. 北京：机械工业出版社，2001.

[5] 孙晓. 应用文写作 [M]. 北京：化学工业出版社，2019.